Sous la direction de :
Isabelle Bourdel-Marchasson
Christiane Verny
Bernard Bauduceau

Diabète du sujet âgé

33 histoires vraies

Éditions FRISON-ROCHE

Chez le même éditeur :

R. Haïat, G. Leroy : *Recommandations et prescriptions en cardiologie*, 5e édition, 2012

B. Pavy (ss la dir de) : *L'éducation thérapeutique du patient cardiaque*. Avec le parrainage de la FFC et de la SFC, 2012

J.M. Laborie : *Réanimation et urgences pré-hospitalières*, 5e édition, 2010

M. Fischbach (ss la dir de) : *Précis de réadaptation cardiaque*, 2010

R. Pager : *Maladie d'Alzheimer. Comment communiquer avec le malade*, 2010

G. Landrivon : *Méthode globale de lecture critique d'articles médicaux*, 2e édition, 2009

I. Herbaux, H. Blain, Cl. Jeandel : *Podologie du sujet âgé*, 2004

Ph. Azouvi, B. Bussel (ss la dir de) : *Rééducation de l'hémiplégie vasculaire, 16e entretiens de la Fondation Garches*, 2003

infos@editions-frison-roche.com
www.editions-frison-roche.com

ISBN 978-2-87671-557-8

Éditeurs

Isabelle BOURDEL-MARCHASSON
Christiane VERNY
Bernard BAUDUCEAU
Pour le Groupe Francophone pour l'étude du diabète du sujet âgé, Intergroupe de diabéto-gériatrie SFGG/SFD

Auteurs

José Alberto ÁVILA-FUNES
Instituto Nacional de Ciencias Médicas y Nutrición "Salvador Zubirán", México (Mexique)

Bernard BAUDUCEAU
16, rue Jean-Baptiste Clément, 77420 Champs (France)

Mohamed BELHADJ
Service de médecine interne-diabétologie, Établissement Hospitalo-Universitaire, Oran (Algérie)

Ghizlaine BELMEJDOUB
Service d'endocrinologie, diabétologie et nutrition, Hôpital militaire d'instruction Mohammed V, 10000 Hay Ryad, Rabat (Maroc)

Jean-Frédéric BLICKLÉ
Service de Médecine Interne, Diabète et Maladies Métaboliques
Hôpitaux Universitaires de Strasbourg, 67091 Strasbourg Cedex (France)

Isabelle BOURDEL-MARCHASSON
CHU de Bordeaux, Pôle de Gérontologie Clinique, Univ. Bordeaux, RMSB, UMR 5536, CNRS, F-33000 Bordeaux (France)

Patrice Brocker
Pôle Gérontologie – CHU Nice, Université de Nice Sophia Antipolis 06003 Nice (France)

Marie Buysschaert
Neuropsychologue, Rue Martin 5, 3, 1200 Bruxelles (Belgique)

Martin Buysschaert
Université catholique de Louvain, Cliniques universitaires Saint-Luc, Université Catholique de Louvain, B-1200 Bruxelles (Belgique)

Marta Castro Rodríguez
Servicio de Geriatría, Hospital Universitario de Getafe, Ctra. de Toledo, Km. 12,5, 28905-Getafe (Espagne)

Thierry Constans
Service de médecine gériatrique, CHRU Tours, F. Rabelais University, Tours (France)

Jean Doucet
Service de médecine interne gériatrie thérapeutique, CHU de Rouen, Université de Rouen, Rouen (France)

Véronique Lassmann-Vague
Centre médical Paul-Paret, 3 route de la Gavotte, 13015 Marseille (France)

Pierre Lecomte
Unité d'endocrinologie END, CHRU de Tours, F. Rabelais University, Tours (France)

Leocadio Rodriguez Mañas,
Servicio de Geriatría, Hospital Universitario de Getafe, Ctra. de Toledo, Km. 12,5, 28905-Getafe (Espagne)

Vanessa Preumont
Service d'Endocrinologie et Nutrition, Cliniques Universitaires Saint-Luc, Université Catholique de Louvain, B-1200 Bruxelles (Belgique)

Daniel Tessier
Institut Universitaire de gériatrie de Sherbrooke, Sherbrooke (Canada)

Christiane VERNY
Unité de gériatrie aiguë, service de gériatrie CHU de Bicêtre, Le Kremlin-Bicêtre (France)

Andrej ZEYFANG
AGAPLESION Bethesda Krankenhaus Stuttgart, Hohenheimer-strasse 21, 70184 Stuttgart (Allemagne)

Les auteurs remercient la **Société Française de Gériatrie et Gérontologie (SFGG)**, la **Société Francophone du Diabète (SFD)** et le **Collège National des Enseignants en Gériatrie (CNEG)** pour leur soutien.

Société Française de Gériatrie et Gérontologie

Société francophone du diabète

Table des matières

Préambule

De l'Intergroupe « Diabéto-Gériatrie »
de la Société Francophone du Diabète
et la Société Française de Gériatrie et Gérontologie

Des modifications démographiques importantes sont en cours en France, comme dans de nombreux pays. L'espérance de vie s'allonge : pour 2010, elle a été estimée à la naissance à 78 ans pour les hommes et 85 ans pour les femmes. À l'âge de 60 ans, elle est encore de 22 ans pour les hommes et 27 ans pour les femmes. Voilà qui témoigne de formidables améliorations des conditions de vie et de la qualité des soins. Conséquence de cet allongement de l'espérance de vie et d'autres modifications démographiques, le nombre de personnes âgées de 75 ans ou plus augmentera de 5,2 millions en 2007 à 11,9 millions en 2060, ce qui va générer une augmentation très sensible du poids des maladies chroniques liées à l'âge.

Le diabète constitue un problème de santé publique important dans la population âgée. La prévalence du diabète traité pharmacologiquement a été estimée en 2009 en France métropolitaine à 4,4 % tous âges confondus et elle augmente avec l'âge. Ainsi, la prévalence est estimée à plus de 14 % des personnes âgées de 65 à 79 ans. La prévalence se majore dans le temps, de 6 % par an en moyenne tous âges confondus. Cette augmentation de prévalence est particulièrement marquée dans le groupe des personnes âgées et elle résulte des évolutions démographiques mais également de la majoration de la prévalence de l'obésité qui en constitue une cause essentielle.

Le diabète atteint donc fréquemment les personnes âgées. Parmi l'ensemble des personnes diabétiques, la moyenne d'âge est de 65 ans et un quart de ces personnes ont plus de 75 ans. Les études Entred (Echantillon national témoin représentatif des personnes diabétiques) réalisées en 2001 et 2007 ont permis de caractériser précisément les personnes diabétiques âgées de 65 ans et plus, leur état de santé et la qualité des soins qu'elles reçoivent [84]. Ces études soulèvent plusieurs questions importantes quant à leur prise en charge médicale.

Tout d'abord, il s'agit d'une population plus pauvre : en 2007, la moitié des personnes diabétiques de plus de 65 ans ont déclaré, financièrement, « c'est juste », « y arriver difficilement » ou « ne pouvant y arriver sans faire de dettes ». Néanmoins, le recours aux soins est fréquent lorsque ces soins sont remboursés, 17 % des personnes avaient bénéficié de 12 consultations de médecine générale dans l'année et près de la moitié d'une consultation en cardiologie. Près de 9 personnes sur 10 bénéficiaient d'une prise en charge à 100 % des frais médicaux du fait d'une Affection de Longue Durée.

L'obésité et le surpoids sont retrouvés chez les trois quarts des personnes diabétiques âgées, et leur fréquence a augmenté alors que des conseils diététiques ont été moins fréquemment prescrits entre 2001 et 2007. Toutefois, le risque vasculaire a globalement diminué, en parallèle de l'augmentation du recours aux traitements pharmacologiques recommandés. Mais il existe des écarts importants. Ainsi 41 % des diabétiques âgés ont une pression artérielle supérieure ou égale à 140/90 mmHg, 43 % ont un taux d'HbA1c supérieur à 7 % et 17 % un taux de cholestérol LDL supérieur ou égal à 1,30 g/l, ce qui suggère des possibilités supplémentaires d'intensification de la prise en charge hygiéno-diététique et médicamenteuse. En revanche, 12 % de l'ensemble des patients ont une pression artérielle inférieure à 130/80 mmHg et un tiers une HbA1c inférieure ou égale à 6,5 %, ce qui suggère une intensification trop importante du traitement et un risque iatrogène. On note en effet que 10 % des personnes diabétiques âgées ont rapporté au moins une hypoglycémie sévère dans l'année, un chiffre stable dans le temps. Un tiers des personnes ayant un débit de filtration glomérulaire inférieur à 30 ml/min/1,73 m^2 sont traitées par sulfamides, élevant le risque d'hypoglycémie. Près de la moitié des patients avec un débit de filtration glomérulaire inférieur à 60 ml/min/1,73 m^2 sont traités par metformine, ce qui est susceptible de majorer le risque d'acidose lactique en l'absence d'adaptation de la posologie. Par ailleurs, les données manquantes des valeurs du cholestérol HDL (25 %) et des triglycérides (22 %) (données renseignées par le médecin traitant) sont fréquentes, dénotant une insuffisance de suivi médical.

La prévalence des complications cardiovasculaires est élevée, estimée à 21 % pour l'infarctus du myocarde ou l'angine de poitrine et 7 % pour les accidents vasculaires cérébraux. Elle s'élève avec l'âge et l'ancienneté du diabète, mais est restée stable dans le temps. La fréquence des traitements anti-thrombotiques et anti-plaquettaires ainsi que celle des consultations cardiologiques ont augmenté entre 2001 et 2007. Une personne âgée diabétique sur cinq a bénéficié d'un traitement ophtalmologique par laser, et 5 % ont perdu la vue d'un œil. Pourtant, seulement une personne sur deux a bénéficié d'une consultation ophtalmologique dans l'année, ce qui s'explique peut-être par des difficultés d'accès aux ophtalmologues et par une mobilité réduite. Par ailleurs, un risque podologique élevé (grades 2 ou 3, neuropathie et artériopathie), ou un antécédent de mal perforant plantaire ou d'amputation est documenté chez 9 % des personnes diabétiques âgées de 65 à 69 ans et 13 % de celles âgées de plus de 80 ans. Malgré ce risque élevé, la gradation n'a été réalisée par les médecins que chez la moitié des patients diabétiques, et la fréquence des consultations auprès de podologues a nettement reculé (29 %). Enfin, un débit de filtration glomérulaire est inférieur à 60 ml/mn/1,73m^2 chez 28 % des personnes. Malgré la nécessité d'une surveillance rénale de plus en plus attentive avec l'âge, l'albuminurie et le débit de filtration glomérulaire sont inconnus pour, respectivement, 42 % et 13 % des patients d'Entred.

Ces études Entred montrent que la qualité des soins et le contrôle des facteurs de risque vasculaire des personnes âgées diabétiques de type 2 se sont beaucoup améliorés ces dernières années, mais que des progrès importants restent à faire. Le dépistage des complications ophtalmologiques, podologiques et rénales doit être intensifié. L'obésité doit être mieux contrôlée, mais aussi, dans une certaine mesure, la pression artérielle et l'HbA1c. Toutefois, la stratégie thérapeutique doit s'adapter à l'espérance de vie des personnes et prendre en compte le risque iatrogène dans cette population parfois âgée et fragile : le risque d'hypotension et d'hypoglycémie sur la fonction cérébrale, le risque de sous-nutrition, et les potentielles contre-indications médicamenteuses dues au déclin de la fonction rénale et d'une manière générale aux modifications de pharmacocinétique liées au vieillissement.

Les recommandations de bonnes pratiques cliniques fournissent un guide général et des repères lors de la prise en charge des personnes diabétiques. Les études épidémiologiques, telles que les enquêtes Entred, fournissent une vue d'ensemble de l'état de santé et de l'application des bonnes pratiques cliniques. Toutefois, ces repères et ces données ne peuvent illustrer chaque situation clinique, et en particulier toutes les singularités que peuvent présenter les personnes diabétiques âgées. Les personnes âgées présentent fréquemment d'autres pathologies associées qui peuvent compliquer leur suivi médical. Elles ont un risque accru non seulement de complications du diabète mais aussi de diminution des fonctions cognitives et de la mobilité, pouvant engendrer une réduction de leur autonomie.

C'est l'objectif de ce recueil que de fournir des cas cliniques qui illustrent différentes situations cliniques, fréquemment rencontrées par les médecins qui prennent en charge les personnes diabétiques âgées, essentiellement les médecins généralistes, diabétologues ou gériatres. À travers différents pays et différents systèmes de soins, ce sont souvent les mêmes situations cliniques que l'on rencontre. Si ce recueil a été initié par le groupe francophone « Diabéto-Gériatrie », dans le cadre d'une collaboration entre la Société Francophone du Diabète et la Société Française de Gériatrie et Gérontologie, il a été enrichi par la participation et l'expérience de cliniciens non francophones. Ce retour à la clinique pour l'individu fait suite à des travaux communs comme des revues systématiques, et des propositions de prise en charge pour aller à la rencontre des besoins de ces personnes âgées diabétiques [1 ; 5 ; 14 ; 15 ; 18 ; 19 ; 24 ; 28 ; 31-33 ; 38 ; 41 ; 50 ; 65 ; 66 ; 72 ; 82 ; 96 ; 99 ; 104 ; 105 ; 107]. L'approche, délibérément choisie, consiste à considérer la personne diabétique âgée dans son intégralité, en prenant en compte les particularités physiologiques liées à la fois à l'âge et au diabète, à l'état de santé global, aux capacités d'autonomie physique, aux compétences cognitives actuelles et futures, aux particularités sociales liées à l'entourage, aux risques et bénéfices liés au traitement. Face à la complexité de la prise en charge des personnes diabétiques âgées, le soignant doit s'attacher à prendre en compte à la fois la progression de l'espérance de vie et la nécessité de conserver une bonne qualité de vie.

1.
Un diabète auto-immun ?

Jean-Frédéric Blicklé

Un homme de 69 ans présente un syndrome polyuro-polydipsique en janvier 2006, dans les suites immédiates d'un abcès dentaire traité par amoxicilline. Sa glycémie est à 27,7 mmol/l (4,98 g/l).

Dans ses antécédents, on relève une cardiopathie ischémique traitée par pontage aorto-coronarien en 1982 et 1994, une insuffisance aortique sur dissection aortique chronique, une cataracte droite opérée en 2005 et gauche en novembre 2005. Sur le plan familial, sa mère est décédée à l'âge de 45 ans d'un infarctus du myocarde.

Le poids est de 84 kg pour une taille de 1m79. Il n'y a pas d'amaigrissement récent. On ne relève pas de signe d'appel en faveur d'une pathologie pancréatique ou thyroïdienne. L'examen clinique met en évidence une fibrillation atriale (ACFA) et l'insuffisance aortique connue. La pression artérielle est de 178/50 mmHg, sans asymétrie tensionnelle ni hypotension orthostatique.

Le patient est hospitalisé pour instauration d'une insulinothérapie. Sa glycémie à jeun est à 3,22 g/l avec une HbA1c à 10,0 %. La créatinine est à 120 µmol/l (débit de filtration glomérulaire estimé par le calcul MDRD

= 53,9 ml/min). Le bilan lipidique est normal sous traitement. La biologie hépatique et pancréatique et l'échographie abdominale sont normales. L'examen du fond d'œil est sans particularité. L'insulinémie est à 3,46 mUI/l à jeun et à 5,70 mUI/l 6 minutes après injection de glucagon et le peptide C urinaire est abaissé compte tenu du niveau glycémique (moyenne de 3 dosages à 37 µg/24 h). Après la sortie du patient, les résultats du bilan immunologique sont réceptionnés. Les anticorps anti-GAD sont fortement positifs à 83 kU/l (N < 1 kU/l), mais les anti-IA2 sont normaux < 0,5 kU/l.

Un traitement par 4 injections d'insuline rapide est mis en place, relayé par une injection d'insuline basale (glargine 30 U) associée à du gliclazide LM à la dose de 90 mg/j.

De retour à domicile, le patient est rapidement amené à réduire ses doses d'insuline en raison de la survenue d'hypoglycémies. L'insuline est arrêtée en mai 2007 et la posologie du gliclazide réduite à 60 mg/j. La glycémie à jeun reste < 1 g/l et l'HbA1c < 6 % jusqu'en mai 2011.

Par ailleurs, l'évolution clinique est émaillée par la survenue d'un ramollissement hémorragique pariéto-occipital droit en décembre 2007. La récupération visuelle est satisfaisante, mais l'année suivante se produit une hémorragie sous-arachnoïdienne pariétale profonde gauche dont le patient conserve un ralentissement psycho-moteur et des troubles de l'humeur.

Commentaires

Cette observation illustre la difficulté à classer initialement certains diabètes, en particulier chez le sujet âgé et la valeur discutable de la présence isolée d'anticorps anti-GAD, même à un titre élevé pour prédire l'évolution vers l'insulinodépendance [44 ; 46 ; 81]. Dans certains cas, ces auto-anticorps se sont avérés transitoires, à la différence de la situation des jeunes apparentés d'un diabétique de type 1. D'autre part, les anticorps anti-GAD observés au cours du LADA pourraient être dirigés contre des épitopes différents de ceux du DT1 et sont beaucoup plus rarement associés à des anticorps anti-IA2 ou anti-insuline.

2.
Un diabète instable

Jean-Frédéric Blicklé

Une patiente de 88 ans consulte en mars 2009 en raison d'une instabilité extrême de son diabète.

Dans ses antécédents, on relève une intervention pour cataracte en 2000, une angioplastie coronaire percutanée avec pose de stent en 2002, une HTA traitée depuis 2004, une prothèse totale de hanche en 2005, une insuffisance rénale modérée. La patiente attribue pour une large part l'instabilité de son diabète à des douleurs diurnes et nocturnes en rapport avec une arthrose diffuse, en particulier du rachis (canal lombaire étroit) et des genoux.

Le diabète avait été découvert 10 ans auparavant et traité sans succès par antidiabétiques oraux. Moins de 2 ans après la découverte de son diabète, la patiente avait été hospitalisée en clinique pour instauration d'une insulinothérapie par deux injections quotidiennes de prémix NPH/ordinaire 30 % (14 U le matin et 12 U le soir). Son HbA1c était alors à 9,5 %. Un équilibre glycémique satisfaisant avait été rapidement obtenu et la patiente avait regagné son domicile, où elle vit seule, de façon autonome.

Rapidement, elle avait présenté des hypoglycémies de fin de matinée, ayant conduit son médecin à réduire progressivement la dose d'insuline du matin jusqu'à 7 U, puis à la remplacer par un prémix analogue rapide 30 % et enfin par un analogue lent (detemir) en décembre 2008. Cette dernière modification thérapeutique avait conduit à un déséquilibre glycémique post-prandial et l'instabilité du diabète s'était accentuée du fait d'une adaptation erronée des doses d'insuline effectuées de façon purement compensatrice en fonction de la glycémie du moment, avec fréquemment réalisation d'une injection supplémentaire de detemir à midi.

Ainsi, malgré des hypoglycémies quotidiennes, le taux d'HbA1c est à 9,7 %. Cliniquement, le poids est de 63 kg pour une taille de 1m65 (IMC = 23). La TA est mal contrôlée par le traitement. À l'exception des problèmes articulaires, l'examen est sans anomalies majeures.

L'instauration d'un schéma d'insulinothérapie de type basal-bolus a donc été proposée à la patiente en dépit de son âge. Sa mise en place a été effectuée en hôpital de semaine. La patiente s'est révélée parfaitement capable de gérer les aspects techniques de son traitement (injections et autosurveillance glycémique), ainsi que l'adaptation des doses d'insuline. Les hypoglycémies et les pics d'hyperglycémie ont quasiment disparu et l'HbA1c s'est stabilisée entre 6,7 et 7,3 % au cours des 18 mois suivants avec des doses de l'ordre de 20 U d'insuline glargine et de 6 U d'analogue rapide par repas.

Commentaires

S'agit-il d'un diabète de type 1 ?

En l'absence d'investigations génétiques ou immunologiques, on classe habituellement en diabète de type 1 un diabète nécessitant un traitement insulinique moins de 2 ans après sa découverte [74].

Peu de choses sont clairement établies en ce qui concerne le diabète de type 1 du sujet âgé. Son incidence est discutée en raison des difficultés de sa définition, mais il semble qu'elle reste stable après l'âge de 30 ans et ce, jusqu'à un âge avancé. Son début est habituellement moins brutal que celui de l'enfant ou de l'adolescent et ce diabète semble correspondre plutôt à des formes de chevauchement entre diabète de type 1 classique et diabète de type 2, pour lesquelles diverses dénominations ont été proposées, la plus usuelle étant celle de LADA (*latent autoimmune diabetes of the adult*). Des stigmates d'auto-immunité anti-îlots y sont habituellement mis en évidence, mais dans notre observation, la recherche d'anticorps anti-GAD était négative en 2010. Les diabétiques de type LADA sont moins souvent obèses et plus souvent hypothyroïdiens que ceux de type 2. Ils évoluent plus fréquemment et plus rapidement vers l'insulinodépendance, mais celle-ci survient après un délai très variable, pouvant dans certains cas excéder 10 ans [76 ; 97 ; 101].

Le diabète instable

Cette dénomination concerne habituellement des diabètes de type 1 totalement insulinopéniques et dont la contre-régulation hormonale est également défaillante. Très souvent, il s'ajoute un stress physique (ici la douleur) ou psychologique, et/ou des erreurs dans la technique d'injection ou dans l'adaptation des doses d'insuline.

Un schéma d'insulinothérapie simple pour tous les sujets âgés ?

Si des schémas thérapeutiques simples, de type insuline basale combinée à des antidiabétiques oraux ou schéma comportant deux injections de NPH ou de prémix peuvent s'avérer suffisants chez une majorité de patients diabétiques âgés, il ne faut pas de principe exclure le recours à des schémas plus complexes chez un sujet âgé sans troubles cognitifs.

Le schéma basal-bolus, avec son injection d'insuline lente destinée à couvrir les besoins insuliniques de base, adaptée essentiellement en fonction de la glycémie à jeun, et en principe stable une fois effectuée la titration correcte de la dose, et son injection d'insuline rapide avant chaque repas est en fait assez facile à appréhender. Du fait de leur brièveté d'action, les analogues rapides permettent d'effectuer des adaptations ponctuelles de dose à titre de correction ou en anticipation à une modification des apports alimentaires ou de l'activité physique. Ces modifications de doses au jour le jour sont en principe déconseillées avec les insulines d'action intermédiaire ou longue, mais sont souvent effectuées à tort par les patients, conduisant à accentuer le déséquilibre du diabète.

3.
Un diabète aigu révélant une tumeur pancréatique

Bernard Bauduceau

Une ancienne secrétaire de 68 ans consulte aux urgences de l'hôpital sur les conseils de son médecin traitant. Elle présente en effet depuis 3 semaines un syndrome polyuro-polydipsique intense qui l'oblige à se lever 3 fois au cours de la nuit. Elle ne décrit aucun antécédent particulier en dehors d'une coxarthrose débutante. Elle a récemment perdu 3 kgs alors qu'elle était déjà mince et l'examen clinique ne montre qu'une discrète déshydratation. La glycémie réalisée en urgence est à 3,85 g/l, les bicarbonates à 12 mmol/l et le pH à 7,21 et il existe une cétonurie à 2 croix.

Commentaires

Le tableau clinique et biologique répond à un diabète aigu avec une cétose et une acidose traduisant l'importance de l'insulinopénie. Un traitement associant réhydratation et insulinothérapie s'impose en urgence et permettra d'obtenir une rapide amélioration.

La question de l'origine de ce diabète aigu doit nécessairement être posée : trois hypothèses peuvent être avancées :

- La décompensation d'un diabète de type 2 méconnu jusqu'alors est improbable en raison de l'absence d'antécédents et de la normalité du poids de la malade.
- Un diabète de type 1 ne peut être écarté même si son incidence est faible dans cette tranche d'âge. Le dosage des anticorps anti-GAD permettra d'orienter le diagnostic.
- La recherche d'une pathologie pancréatique est indispensable devant un tel tableau chez un malade au-delà de 50 ans. La découverte d'une pancréatite chronique et surtout de tumeurs pancréatiques ne sont malheureusement pas rares. Pour que les stigmates de l'insulinopénie se manifestent, unc très grande partie du pancréas doit être intéressée par la pathologie en cause. Ainsi, les tumeurs pancréatiques sont déjà très étendues et sont fréquemment associées à des métastases comme le montre le scanner abdominal de cette malade (Figure 3.1).

Après une insulinothérapie administrée par voie veineuse à la pompe associée à une réhydratation, l'amélioration clinique est rapidement obtenue. Le relais est pris par une injection d'insuline NPH à la dose de 26 U le matin et de 14 U le soir. La malade est ensuite adressée dans le service de gastroentérologie qui confirme le diagnostic d'adénocarcinome pancréatique et débute une chimiothérapie. L'équilibre glycémique est difficile à maintenir en dépit de l'autocontrôle effectué par la patiente en raison des troubles digestifs qui s'aggravent progressivement. La malade décède 8 mois après l'installation de ce diabète.

Ainsi, la réalisation d'une imagerie pancréatique est indispensable devant l'apparition d'un diabète aigu chez un sujet âgé. La découverte d'un cancer du pancréas ne modifie pas le pronostic puisque la tumeur est habituellement très avancée. En revanche, ce diagnostic est important pour préciser le pronostic qui est malheureusement très mauvais dans ce cas de figure.

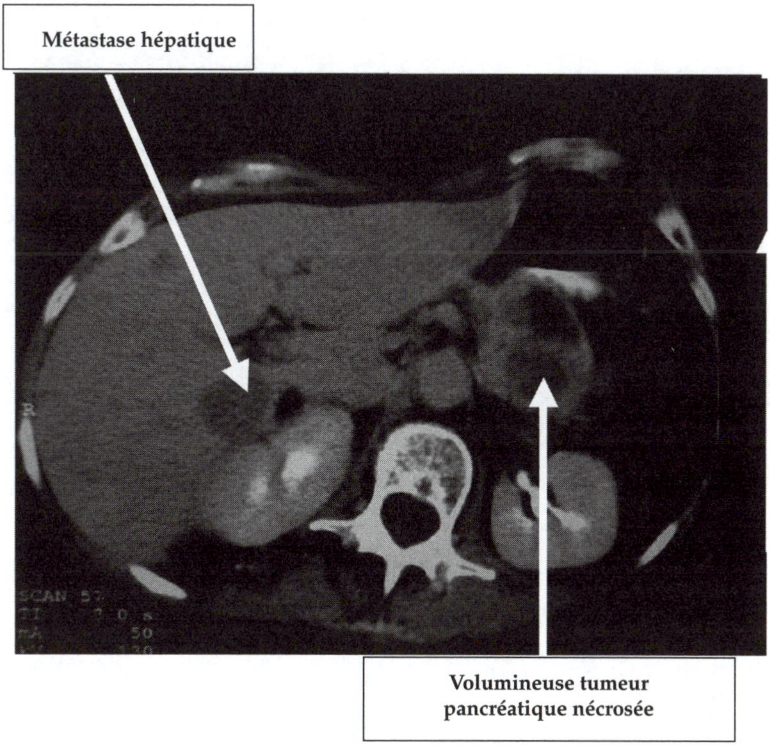

Figure 3.1 – Examen tomodensitométrique révélant un cancer du pancréas.

4.
De l'importance de réévaluer régulièrement les traitements des patients diabétiques

Vanessa Preumont et Martin Buysschaert

Nous souhaitons rapporter le cas d'une patiente âgée de 79 ans, suivie régulièrement en consultation de diabétologie. Son observation montre qu'un traitement insulinique instauré à l'occasion d'un événement intercurrent tel la prise de corticoïdes, doit être régulièrement réévalué.

Un diabète a été diagnostiqué chez cette patiente en 2004 dans le décours d'une infiltration de corticoïdes pour une tendinite du genou. Elle présentait alors un syndrome polyuro-polydypsique associé à une perte pondérale de 7 kg. La glycémie d'admission était mesurée à 4,52 g/l sans acétonurie. Les anticorps anti-GAD et anti-IA2 reviendront négatifs. Elle pesait 84,6 kg pour une taille de 1m65, soit un indice de masse corporelle à 31,1 kg/m². Devant l'ampleur de la symptomatologie, un traitement insulinique a d'emblée été proposé, consistant en deux injections quotidiennes de prémix NPH/ordinaire 30 %, associées à un biguanide. La patiente est autonome et réalise elle-même les injections d'insuline de même que les autocontrôles glycémiques à raison de deux par jour. Parmi ses autres antécédents, retenons une hypertension artérielle, une dyslipidémie et une fibrillation atriale.

Au cours du suivi, la patiente n'a plus bénéficié d'infiltration de corticoïdes. Les doses d'insuline ont été réduites et le relais a été pris par de la prémix avec analogue rapide 25 %.

De 2005 à 2009, on note un équilibre glycémique optimal avec des taux d'HbA1c toujours inférieurs à 6 % sous deux injections de 12 U de prémix avec analogue rapide 25 % associées à de la metformine 850 mg deux fois par jour. Ce traitement a été maintenu compte tenu de l'excellence des profils glycémiques réalisés (valeurs comprises entre 0,85 et 1,00 g/l à jeun et entre 0,80 et 1,20 g/l avant le repas du soir) et de l'absence d'hypoglycémies.

En 2010, la patiente a commencé à ressentir des hypoglycémies, aussi bien dans la matinée qu'en soirée, motivant une réduction des doses de prémix à 8 U deux fois par jour. Elle s'est représentée en consultation, décrivant toujours la survenue d'hypoglycémies persistantes malgré la diminution des doses d'insuline. Il n'y avait pas de problèmes de technique d'injection. Le reste de son traitement comprend un IEC, un antagoniste calcique, un bêta-bloquant cardio-sélectif, un diurétique thiazidique, un vasodilatateur anti-angineux, de l'acide acétyl-salicilique 80 mg, un antivitamine K et 300 mg d'allopurinol. À l'examen clinique, la patiente pèse 80 kg (+ 3 kg en 6 mois) soit un indice de masse corporelle à 29,4 kg/m^2. La tension artérielle est à 140/80 mmHg et le rythme cardiaque est irrégulier avec une fréquence à 72/minute. Le reste de l'examen est normal. Enfin, l'HbA1c est à 6,1 % et la fonction rénale est normale.

Devant le tableau clinique, nous avons proposé un arrêt de l'insulinothérapie, d'autant que ce traitement avait été initié dans un contexte de corticothérapie qui est actuellement interrompu. Les biguanides ont été maintenus. Avec ce traitement, les autocontrôles glycémiques restent parfaitement dans les objectifs et la patiente n'a plus présenté de malaises hypoglycémiques.

Commentaires

Lorsqu'un traitement insulinique est débuté dans un contexte de corticothérapie [13 ; 55], il convient de se reposer régulièrement la question de l'utilité de son maintien dès lors que les corticoïdes sont interrompus. L'insuline aurait dû être arrêtée il y a déjà bien longtemps compte tenu des valeurs d'HbA1c toujours inférieures à 6 % et aussi des risques potentiels d'hypoglycémies, *a fortiori* chez une patiente âgée. En présence d'une fonction rénale normale et d'un état cardio-pulmonaire stable, le seul traitement par biguanide s'avère ici largement suffisant.

5.
Hémiballisme révélateur d'un diabète de type 2 chez une patiente âgée

Martin Buysschaert, Vanessa Preumont

Le mode de présentation clinique d'un diabète de type 2 est variable, y compris chez la personne âgée. C'est ce qu'illustre cette observation exceptionnelle d'une malade d'origine polonaise, âgée de 81 ans, admise en salle d'urgence, chez laquelle le diagnostic de diabète de type 2 a été posé à l'occasion d'un épisode d'hémiballisme. Ses antécédents médicaux personnels étaient essentiellement vasculaires avec une hypertension artérielle, une coronaropathie et des accidents ischémiques transitoires favorisés par une fibrillation atriale. Il n'y avait pas de diabète sucré connu. Une semaine avant l'hospitalisation apparaît un hémiballisme droit, sans autre manifestation neurologique patente. L'état de conscience de la malade, selon sa famille, restait normal. Elle se plaignait par ailleurs d'une soif tenace, et un amaigrissement de 10 kg en six mois avait été noté sans qu'une étiologie précise n'ait été identifiée. Le traitement à domicile comportait de la digoxine, un bêta-bloquant, une association sartan/hydrochlorothiazide et un anti-vitamine K.

À l'admission, on objectivait des mouvements choréiques mais surtout un hémiballisme dominant au membre supérieur droit. Les autres points pertinents de l'examen physique étaient un indice de poids corporel à 24,7 kg/m^2, des signes discrets de déshydratation, une fibrillation atriale lente à 58/mn et une pression artérielle à 110/60 mmHg. Les pouls périphériques étaient faiblement perçus. L'examen neurologique, en dehors de l'hémichorée-hémiballisme et d'une discrète hypotonie droite, n'apportait pas d'autres signes.

Les résultats des examens biologiques montraient une glycémie à 6,09 g/l, un taux de peptide-C à 2,53 µg/l et une HbA1c à 15,3 %. L'osmolarité plasmatique était calculée à 320 mosmol/l. La recherche des corps cétoniques urinaires était négative. Les anticorps anti-GAD et anti-IA_2 étaient négatifs. Les enzymes CPK (d'origine musculaire) étaient élevés à 1520 UI/l pour une normale < 50. La TSH était normale à 1µu/ml.

La tomodensitométrie cérébrale montrait une leucoaraïose, des séquelles d'ischémie et surtout une augmentation de densité (10 UH) du putamen droit par rapport au côté gauche qui a d'emblée fait suspecter – indirectement – une hyperglycémie, confirmée par ailleurs.

Une insulinothérapie « prudente » visant à une euglycémie très progressive a été initiée. Un équilibre glycémique correct a été obtenu avec deux injections par jour de NPH/insuline ordinaire 30 % (10 U au matin ; 6 U au soir). Après 72 h d'euglycémie, le syndrome neurologique a spontanément régressé puis totalement disparu.

Commentaires

L'hémiballisme est caractérisé par des mouvements anormaux extrêmement brusques et de grande amplitude, prédominant habituellement à la racine du membre supérieur. Il peut être associé, comme chez notre malade, à un syndrome d'hémichorée caractérisé lui aussi par des mouvements involontaires et irrépressibles dans tous les territoires musculaires d'un hémicorps. Le syndrome fait habituellement suite à des lésions d'origine vasculaire ou tumorale du corps strié controlatéral. Plusieurs publications ont cependant rapporté l'association de ce syndrome hémichorée-hémiballisme à une hyperglycémie non cétosique chez la personne âgée, dans le cadre d'un diabète de type 2. C'est d'ailleurs très régulièrement à l'occasion de ces symptômes neurologiques (inexpliqués) qu'un diagnostic de diabète est posé. Ce fut le cas de notre malade où ce diagnostic de diabète de type 2 était le plus probable, au vu de l'ensemble des éléments cliniques et biologiques. Le mécanisme de cette association étrange entre un syndrome d'hémichorée/hémiballisme et un diabète de type 2 reste mal connu. Il est possible qu'il soit le fait de (micro) lésions ischémiques du corps strié et d'une hyperviscosité secondaire à l'hyperglycémie. D'autres auteurs ont évoqué le rôle potentiel d'une diminution du taux d'acide gamma-aminobutyrique en cas d'hyperglycémie, avec réduction subséquente de son effet inhibiteur thalamique.

Le pronostic de cette pathologie est excellent avec « *restitutio ad integrum* » après euglycémie de quelques jours. Comme nous l'avons d'ailleurs observé, les anomalies radiologiques, quant à elles, semblent ne se corriger qu'après plusieurs mois.

Cette observation permet d'attirer l'attention des cliniciens gériatres et diabétologues sur ce tableau clinique, très inhabituel, d'un syndrome d'hémichorée-hémiballisme, révélateur d'un diabète de type 2 chez la personne âgée, sachant l'évolution particulière de cette pathologie et son excellent pronostic [17 ; 36 ; 42 ; 58 ; 69 ; 90 ; 93].

6.
Un passage à l'insuline doublement motivé

Bernard Bauduceau

Ce maçon retraité de 81 ans présente un diabète de type 2 découvert il y a 12 ans. Ce malade est obèse avec un IMC à 33 Kg/m^2 et cumule les facteurs de risque puisqu'il est hypertendu, traité pour une hypercholestérolémie et qu'il s'agit d'un ancien fumeur. Il vit seul dans des conditions difficiles et présente quelques troubles mnésiques. Son diabète est mal équilibré avec une HbA1c à 9,3 % malgré une thérapeutique orale associant metformine et sulfonylurée. La clairance de la créatinine estimée par la formule MDRD est à 52 ml/mn. Enfin, il a perdu 3 kgs ces deux derniers mois sans modifier son alimentation.

Commentaires

La fonction rénale de ce malade est globalement conservée si bien qu'il n'existe pas de ce côté de contre-indication à l'utilisation des antidiabétiques oraux. Une surveillance régulière de la créatinine est indispensable et le passage à l'insuline s'imposera en cas d'apparition d'une insuffisance rénale avancée.

En revanche, le recours à l'insuline est formellement indiqué chez ce malade et cela pour 2 raisons :

– L'équilibre glycémique doit être considéré comme mauvais avec une HbA1c qui dépasse 9 %. Ce diabétique est fragile en raison de son état clinique et de ses conditions de vie. Les objectifs glycémiques, bien que moins ambitieux que chez les diabétiques qui ont réussi leur vieillissement, ne sont toutefois pas atteints puisque l'HbA1c devrait se situer entre 7,5 et 8,5 % [32 ; 95].
– Il existe enfin une perte de poids récente chez ce malade obèse. Il s'agit d'un stigmate d'insulinopénie qui plaide pour le passage à l'insulinothérapie.

Compte tenu du mode de vie de ce malade et de l'existence de troubles mnésiques même débutants, l'insulinothérapie consistera en une injection le matin d'un analogue lent qui sera pratiquée par une infirmière à domicile. Celle-ci réalisera dans le même temps une glycémie capillaire et adaptera la dose d'insuline à ce résultat. L'idéal serait de pouvoir réaliser un contrôle de la glycémie capillaire avant le repas du soir afin de mieux évaluer l'action de l'insuline mais cela n'est pas toujours réalisable. Le choix de l'injection matinale imposera moins de contraintes et évitera les hypoglycémies nocturnes en raison de la diminution de l'efficacité de l'analogue en fin de nuit.

Tous les antidiabétiques oraux seront interrompus et un dosage de l'HbA1c au 3e mois permettra de vérifier que l'objectif est atteint. Une amélioration de l'état clinique global peut être espérée grâce à la compensation de l'insulinopénie. Dans un tel tableau de fragilité, une grande prudence est requise et il est primordial d'éviter la survenue d'hypoglycémies.

Dans ce contexte, le passage à l'insulinothérapie est indispensable même si sa mise en œuvre peut s'avérer difficile chez un patient qui n'est plus autonome. Une injection d'un analogue lent réalisée par une infirmière constitue alors la solution la plus simple et la plus efficace.

7.
Passage à l'insuline lors d'un épisode infectieux aigu

Bernard Bauduceau

Ce retraité de 78 ans a été hospitalisé en urgence à la suite d'une pneumopathie communautaire. Il présente un diabète de type 2 qui a été dépisté à l'âge de 59 ans lors d'un examen systématique réalisé devant un surpoids avec un IMC à 28,5 Kg/m^2. D'abord traité par metformine puis par une bithérapie par l'association d'une sulfonylurée à dose maximale, son diabète était équilibré de façon médiocre avec une HbA1c à 8,2 %.

Lors de cet épisode infectieux, les glycémies se sont élevées à plus de 3 g/l justifiant le passage à l'insulinothérapie comportant 2 injections d'insuline NPH. Sous antibiothérapie, son état pulmonaire s'est rapidement amélioré et il va regagner son domicile. Il est autonome, a une alimentation normale et est bien entouré par son épouse.

La question posée est de savoir s'il faut poursuivre l'insulinothérapie ou revenir à la thérapeutique antérieure.

Commentaires

Ce diabète de type 2 a donc été déséquilibré lors d'un épisode infectieux, ce qui est très habituel. Cependant, l'équilibre glycémique n'était pas optimal chez ce sujet dont le vieillissement s'avère réussi [32 ; 95]. Dans ces conditions, cette hospitalisation peut être l'occasion d'un passage définitif à l'insuline en assurant l'éducation thérapeutique nécessaire à ce malade autonome.

Le choix du schéma insulinique peut se discuter :

– Il est parfaitement possible, si le résultat est satisfaisant et que le malade l'accepte, de poursuivre les 2 injections d'insuline NPH. Il convient de recommander au sujet d'effectuer une mesure de la glycémie capillaire le matin et le soir de façon à adapter les doses d'insuline qui vont probablement décroître à distance de la pneumopathie [62]. Dans ce cas de figure, les antidiabétiques oraux seront interrompus.

– La seconde possibilité thérapeutique, dans un souci de simplification, aura recours à une seule injection d'un analogue lent que le malade réalisera lui-même le soir dans le cadre d'un schéma « *bed time* » car il n'a pas de problème nutritionnel. La poursuite de la metformine en l'absence d'insuffisance rénale complètera ce traitement. La réalisation d'une glycémie capillaire sera systématiquement recommandée le matin, permettant de modifier la dose d'insuline du soir de façon à parvenir à des objectifs de glycémie situés entre 1 g et 1,40 g/l. La glycémie sera également dosée chaque fois que le sujet ne se sentira pas bien afin de dépister une éventuelle hypoglycémie. Le dosage de l'HbA1c au 3e mois permettra d'évaluer la qualité de l'équilibre glycémique. Si l'HbA1c dépassait 8 %, il serait alors nécessaire d'optimiser le traitement en introduisant une sulfonylurée, ou plutôt en associant une ou plusieurs injections d'un analogue rapide au moment du ou des repas les plus hyperglycémiants. Ceux-ci seront repérés par la pratique de quelques glycémies post-prandiales.

Ainsi, le recours à l'insulinothérapie ne doit pas être différé même si le malade le redoute. Un mauvais équilibre chronique ou la survenue d'un épisode aigu sont des situations qui doivent précipiter la décision du passage à l'insuline.

8.
La metformine : un médicament qui fait peur

Bernard Bauduceau

Ce plombier retraité de 83 ans présente un diabète de type 2 connu depuis 15 ans. Il est actuellement traité par une dose maximale de metformine et de sulfonylurée. Son poids est resté stable avec un IMC à 33 kg/m^2. Ce malade cumule les facteurs de risque avec une hypertension et une hypercholestérolémie stabilisées par le traitement. Son diabète est équilibré avec une HbA1c à 7,8 %. La clairance de la créatinine estimée par la formule MDRD est à 48 ml/mn et il existe une protéinurie à 1,3 g/24h. Il vit seul à domicile dans des conditions acceptables et pourvoit à ses besoins en dépit de quelques troubles mnésiques. La question du bien-fondé du traitement se pose à l'occasion d'une visite de suivi.

Commentaires

L'équilibre glycémique doit être considéré comme acceptable avec une HbA1c qui se situe en dessous de 8 % chez un sujet âgé et fragile. La question qui se pose est de savoir s'il est possible de maintenir le traitement habituel en raison de l'existence d'une insuffisance rénale qui limite la possibilité d'utilisation des antidiabétiques oraux. Un débat est en cours chez le sujet très âgé sur l'outil d'évaluation de la fonction rénale. En effet aucune formule n'est très satisfaisante. Chez la personne en très bon état général ou obèse, la formule MDRD est préférable [103] mais il n'y a pas d'étude spécifique chez les plus de 80 ans. La formule de Cockcroft s'est avérée supérieure chez le sujet âgé hospitalisé, polypathologique et surtout dénutri. En effet la sarcopénie ou la fonte musculaire sont des facteurs de diminution de la créatinine et le poids contenu dans cette formule est ici un moyen d'en tenir compte [83].

La valeur de 45 ml/mn ne constitue pas une contre-indication absolue des sulfonylurées mais nécessite une grande prudence et impose de diminuer la dose. Sur le plan légal, en France, la prescription de la metformine est contre-indiquée lorsque la clairance est inférieure à 60 ml/mn. Cette position tient au risque potentiel d'acidose lactique dont la gravité est connue mais dont la fréquence est faible. Cette contre-indication répond au principe de précaution car les accidents rapportés avec l'utilisation de la metformine sont plus particulièrement survenus chez des personnes âgées et jusqu'à une clairance de 60 ml/min. Les observations ne montraient pas de relation non plus avec la dose de metformine utilisée, de faibles doses ayant aussi donné lieu à des accidents [40 ; 67 ; 102]. La rareté des accidents d'acidose lactique n'est pas mise en opposition à la fréquence importante des accidents sous sulfamides, souvent prescrits en alternative [61]. Les dispositions légales diffèrent considérablement pays par pays. Les dernières études et en particulier l'étude REACH montrent que la mortalité est moins importante chez les malades sous metformine y compris dans les sous-groupes de malades insuffisants cardiaques, âgés de 65 à 80 ans ou présentant une insuffisance rénale modérée [89].

La crainte de l'utilisation de la metformine nécessite d'être relativisée et l'âge ne constitue pas un obstacle à la poursuite de ce traitement [49]. La posologie doit être diminuée en fonction du degré de l'insuffisance rénale lorsque la clairance est située entre 45 et 60 ml/mn, d'autant que ce produit peut avoir une action anorexigène pas toujours favorable chez la personne âgée. L'insulinothérapie reste le seul traitement utilisable en cas d'insuffisance rénale sévère avec une clairance inférieure à 30 ml/mn.

Dans le cas présent, rien n'impose de modifier le traitement, mais une surveillance régulière de la fonction rénale est indispensable. En cas de diminution de la clairance, l'arrêt des antidiabétiques oraux et l'insulinothérapie resteront le seul traitement utilisable.

9.
Une « hyperosmolarité gériatrique »

Christiane Verny

Mme E., 90 ans, est hospitalisée dans le service de gériatrie aiguë, par l'intermédiaire des urgences, pour troubles de la conscience.

Dans ses antécédents, on retrouve :
– une démence, étiquetée comme mixte, vasculaire et dégénérative, avec retentissement majeur sur l'autonomie : ne marche plus depuis plusieurs mois, a besoin d'aide pour toutes les activités de la vie quotidienne (toilette, habillage, prise des repas, incontinence) ;
– un diabète de type 2 depuis 15 ans, sous insuline depuis 10 ans. Les principales complications sont vasculaires, avec un accident ischémique constitué sylvien superficiel droit et une insuffisance rénale, sans protéinurie glomérulaire, avec une clairance de base à 38 ml/min estimée par la formule de Cockroft ;
– une hypertension artérielle.

Elle vit au domicile avec une de ses filles, qui est l'aidante principale.

Elle était sortie 3 semaines auparavant d'une hospitalisation prolongée pour hématurie et soulagement familial. Pendant cette hospitalisation, l'insulinothérapie avait été arrêtée devant un refus alimentaire et des hypoglycémies fréquentes. Le traitement de sortie comportait donc 75 mg d'aspirine, un sartan, une statine, avec une prescription de surveillance quotidienne des glycémies capillaires par une infirmière.

D'après l'interrogatoire de la fille, elle a repris son alimentation habituelle au domicile, mais la surveillance infirmière a été aléatoire. Petit à petit, elle est devenue de plus en plus somnolente, avec même une crise convulsive. Les pompiers l'ont transportée aux urgences.

À l'examen clinique :
- Tension artérielle = 125/80 mmHg, Fréquence Cardiaque 105/min, apyrétique.
- Hémiparésie gauche séquellaire.
- Confuse et somnolente.
- ECG : rythme sinusal.
- Pas de cétonurie à la bandelette urinaire.

Biologie :
- Natrémie = 157 mmol/l ; kaliémie = 3,5 mmol/l ; réserve alcaline = 22 mmol/l.
- Glycémie = 22 mmol/l.
- Créatinine = 126 µmol/l, urée = 16 mmol/l.
- Leucocytes = 15540, hémoglobine = 16,3 g/100ml, CRP = 7 mg/l.

Tomodensitométrie cérébrale : hypodensité séquellaire.

Le tableau était celui de l'apparition progressive d'une déshydratation globale. Cela ne répond pas *stricto sensu* à la définition de l'« hyperosmolaire diabétique » dans lequel habituellement la glycémie est supérieure à 6 g/l (33 mmol/l), le déficit hydrique s'étant installé plus rapidement que l'hyperglycémie. L'osmolarité est malgré tout élevée $(157 + 13)^2$ + glycémie = 362 mosmol/l (pour un seuil d'hyperosmolaire reconnu à 350) [22 ; 31 ; 63 ; 64].

Physiopathologie :
– carence d'apport en eau, favorisée par la démence et la dépendance (hypernatrémie),
– carence sodée par polyurie osmotique accompagnant l'élévation progressive de la glycémie liée à l'augmentation des ingesta au domicile (insuffisance rénale fonctionnelle),
– hyperleucocytose liée à la déshydratation, taux d'hémoglobine élevé, signe d'hémoconcentration.

Traitement proposé :
– rééquilibration hydroélectrolytique : perfusion de soluté hypotonique (G5 avec NaCl et KCl),
– insulinothérapie : analogue rapide sous cutané toutes les 3 ou 4 h,
– héparinothérapie préventive.

La conscience est revenue progressivement à la normale et la patiente à son état habituel
– à 72h : Na = 140 mmol/l ; K = 4,3 mmol/l ; créatinine = 54 µmoles/l ; urée = 6,4 mmol/l
– la patiente est sortie sous analogue lent de l'insuline, 18 U le matin, avec prescription de soins infirmiers à domicile comportant l'injection le matin, et une surveillance des glycémies capillaires le matin et le soir.

Commentaires

Chez le diabétique de type 2, l'arrêt de l'insulinothérapie est possible, surtout chez le sujet âgé, quand les objectifs d'HbA1c sont revus à la hausse, ou en cas de diminution des apports glucidiques. Mais dans ces cas, pendant les premières semaines, surtout lors d'un changement du mode de vie (dans ce cas le retour à domicile) et chez un patient fonctionnellement dépendant, la surveillance des glycémies capillaires doit être faite, tous les jours ou tous les 2 jours, surtout en cas d'apparition de troubles de la conscience.

Une grande attention doit être portée à la variation des apports entre l'hôpital et le domicile, ce qui vaut dans les 2 sens, augmentation des apports lors du retour à domicile comme dans notre cas, ou diminution des apports avec risque d'hypoglycémie.

Le maintien d'une hydratation correcte est un des objectifs prioritaires de la prise en charge des diabétiques âgés, déments et dépendants. Les accidents de ce type résultent toujours d'un défaut d'adaptation des apports hydriques aux besoins. L'hyperglycémie joue un rôle d'accélérateur dans l'installation de l'hyperosmolarité.

10.
Une patiente diabétique en hyperosmolarité et en situation palliative

Isabelle Bourdel-Marchasson

Mme W. M., 87 ans, qui vit habituellement au domicile de sa fille, se présente avec une hémiplégie droite proportionnelle et des troubles de la vigilance. Elle est mutique, n'a pas de motricité sur tout l'hémicorps droit et n'a pas conscience d'être touchée. La tension artérielle se maintient entre 165/90 et 180/77 mmHg. Une arythmie cardiaque par fibrillation atriale à fréquence rapide (150/min) est révélée par l'ECG. Le scanner cérébral sans injection révèle un accident ischémique sylvien superficiel gauche. Au test de déglutition, les troubles sont importants et l'alimentation de type mixé déclenche rapidement un réflexe nauséeux exacerbé.

Mme W. était déjà lourdement dépendante sur le plan fonctionnel et bénéficiait d'un plan d'aide à domicile. Cette dame est obèse mais son poids n'a pas été récemment évalué. Elle était connue pour un trouble cognitif jamais exploré, une dépression, une hypertension artérielle, un diabète de type 2 depuis 15 ans traité par insuline depuis

5 ans, une fibrillation atriale paroxystique, une insuffisance cardiaque, une insuffisance rénale sévère (clairance selon la MDRD récemment évaluée à 20 ml/min), et enfin un syndrome d'Ogilvie (dilatation colique sans obstacle ou syndrome de pseudo-obstruction colique). Elle avait été hospitalisée l'an passé pour une infection respiratoire haute et elle avait été classée comme « à risque de dénutrition » selon le MNA. Son IMC était évalué à 23 kg/m^2. Son HbA1c était alors de 8,2 %.

Son traitement comportait un diurétique de l'anse, un sartan, de la trimétazidine, un antiacide, une benzodiazépine hypnotique, une benzodiazépine de demi-vie courte, un anti-vitamine K et de l'insuline, un prémix avec analogue rapide 25 % (11 U matin et soir) (Tableau 10-1). Le bêta-bloquant avait été arrêté lors d'une précédente hospitalisation.

La biologie objective un syndrome inflammatoire, une hyperleucocytose, une dénutrition par hypercatabolisme (albumine sérique 34,5 g/l), une hypernatrémie à 150 mmol/l et une hypokaliémie à 3,30 mmol/l. La créatininémie est à 170 µmoles/l.

L'état neurologique de Mme W. étant toujours préoccupant, une prise en charge palliative est décidée avec sa famille. Une réhydratation par voie veineuse pour corriger les troubles électrolytiques est mise en place. L'insulinothérapie est poursuivie avec pour objectif de maintenir des glycémies entre 1,60 et 2,5 g/l. L'alimentation se limite à des apports symboliques administrés par sa fille, mais qui s'interrompent totalement au bout de quelques jours du fait d'une pneumopathie. La patiente est très instable et inconfortable sur le plan respiratoire avec des signes bronchiques associés à des signes d'insuffisance cardiaque globale. Elle est partiellement améliorée par les traitements symptomatiques. L'arrêt des perfusions puis de l'insuline est décidé du fait de l'absence de contrôle de l'hydratation et de l'inconfort.

Tableau 10.1 – Parcours clinique et thérapeutique de Mme W M.

Glycémie matin g/l	Insuline administrée	Repas matin	Repas midi	Glycémie 14 h g/l	Glycémie 18 h g/l	Insuline administrée	Repas soir
2,47	10 U prémix25	20 g bouillie	Quelques cuillères	2,76	3,19	10 U prémix25	¼ CNO
Hydratation	2 litre G5 % et 2g KCl			Stabilité clinique			
2,16	10 U prémix25	1 compote	1 compote	2,22	2.22	10 U prémix25	1 laitage
Situation stable et amélioration de la vigilance pendant 3 jours comme suit :							
1.37	10 U prémix25	0	1 compote	1,46	1,36	10 U prémix25	2 compotes
Hydratation	Poursuite à l'identique avec ajout furosémide injectable 40mg/j Ceftriaxone 1g Kinésithérapie respiratoire			Symptômes pulmonaires à type d'encombrement bronchique et signes d'hyperhydratation extracellulaire (œdèmes) Pas de fièvre			
2,40	10 U NPH	0	0	2,96	2,59	10 U NPH	0
1,68	12 U NPH	0	0	1,47	1,11	0	0
2,76	10 U NPH	0	0	3, 57 Ajout de 2 U analogue rapide	Non faite	0	0
Hydratation, poursuite et traitement par digoxine injectable				Symptômes pulmonaires à type d'œdème aigu du poumon et tachycardie Amélioration clinique après digoxine			
Le lendemain arrêt des perfusions Mise sous scopolamine en sous-cutanée							
5,21	10 U NPH 3 U analogue rapide	0	0	3,78 g/l	Balancement thoraco- abdominal Décès dans la nuit		

Commentaires

L'hypokaliémie était très probablement chronique et secondaire aux diurétiques ; elle pouvait favoriser le syndrome d'Ogilvie. Elle est très difficile à corriger car les parois veineuses tolèrent mal le potassium.

La survenue de la pneumopathie a entraîné la décompensation de sa fonction cardiaque qui était déjà très fragile et probablement affectée par l'hypokaliémie. La pneumopathie a également entraîné le déséquilibre de ses glycémies. L'association déshydratation intracellulaire, du fait de l'hyperglycémie et hyperhydratation extracellulaire du fait de l'insuffisance cardiaque était à l'origine de symptômes très inconfortables. Cependant la correction des troubles de l'hydratation n'était pas accessible sauf peut-être par un traitement intensif qui n'était pas souhaitable.

11.
Un patient diabétique porteur d'un cancer métastatique et sous corticothérapie

Isabelle Bourdel-Marchasson

Monsieur CR., 77 ans, est hospitalisé pour une dyspnée d'apparition brutale. Ce patient a pour principal antécédent une tumeur rénale maligne à cellules claires ayant bénéficié d'une néphrectomie 4 années auparavant mais compliquée de métastases.

À l'auscultation, on retrouve des râles crépitants en base droite et à la biologie, une élévation de la *C-Reactive Protein* (CRP). Le patient est traité pour une pneumopathie par céphalosporine de 3e génération avec une évolution favorable : régression de la CRP et amélioration de la dyspnée. Cependant, par la suite, la dyspnée s'est à nouveau aggravée. Devant la notion d'une métastase pulmonaire lobaire supérieure droite connue, un scanner thoracique est réalisé afin d'en évaluer l'évolution. Il s'agit maintenant d'une volumineuse masse médiastino-hilaire droite de 12,7 cm de grand axe avec une atélectasie du lobe supérieur droit et une atélectasie partielle du lobe moyen (Figure 11-1). Un effet de masse sur la bronche souche et des adénomégalies

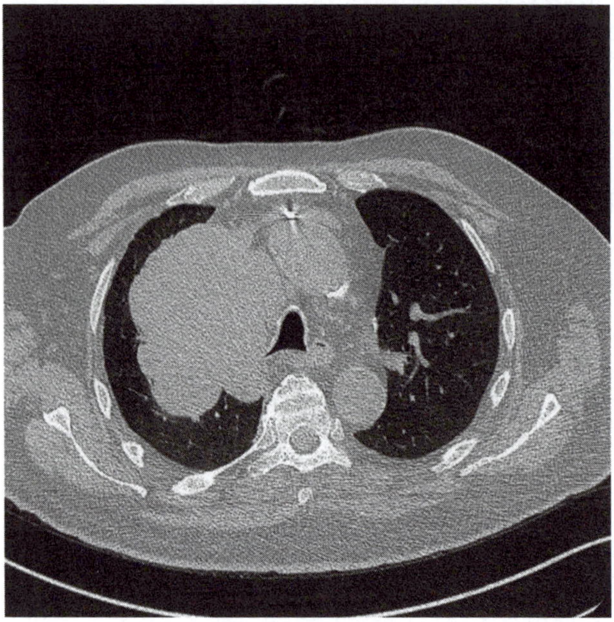

Figure 11.1. – Scanner thoracique avec coupes axiales sans injection de produit de contraste : volumineuse masse médiastino-hilaire droite de 12,7cm de grand axe.

médiastinales sont aussi constatées. Son poids actuel est de 72 kg pour une taille de 1m70. La consultation de son dossier retrouve un poids de 82 kg 6 mois auparavant. La clairance de la créatinine était estimée à 68 ml/min selon la formule de Cockcroft et 93 ml/min selon la formule MDRD. L'HbA1c était à 8,5 %. Il y avait une anémie (Hb 9,9 g/100 ml) normochrome normocytaire et une carence en folates.

Ce patient se présente avec une importante comorbidité principalement liée à un diabète de type 2 évoluant depuis 20 ans. Il est hypertendu, a fait un infarctus du myocarde 5 années auparavant et un accident vasculaire cérébral il y a 6 mois. Ce dernier accident lui a laissé une hémiparésie gauche et une amputation du champ visuel gauche liées à des ischémies fronto pariétale droite et occipitale droite. Une localisation secondaire occipitale gauche était suspectée au moment de l'AVC. Enfin il présente une humeur dépressive traitée depuis 2 ans. On apprend aussi par le dossier que son état cognitif était correct 6 mois auparavant avec un MMS à 24/30 malgré des troubles visuels.

Depuis cet AVC son traitement comportait un biphosphonate (Acide zoledronique toutes les trois semaines), un prémix avec analogue rapide 30 %/insuline NPH 70 % (16 U le matin, 16 U le soir), un inhibiteur sélectif de la recapture de la sérotonine, un inhibiteur de la pompe à protons, du macrogol, de l'acide acétyl salicylique 75 mg, un anti-épileptique, et des corticoïdes (prednisolone 20 mg). La statine a été arrêtée au moment de l'AVC.

Mr M. vit à domicile avec son épouse et bénéficie du passage d'une aide-ménagère deux fois par semaine. Sa femme faisait les courses et les repas. Mr M. se déplaçait avec une canne et sortait encore à l'extérieur avant l'hospitalisation. Il a deux enfants, dont un fils très présent.

Pour les oncologues, le patient relève des soins palliatifs devant l'évolution rapide de cette métastase ; il n'y avait pas d'indication à une chimiothérapie, ni de geste de dilatation bronchique, ni de majoration de la corticothérapie. En cas d'aggravation de la dyspnée et de l'étouffement, l'utilisation de morphine injectable était prévue ainsi que du midazolam.

Dans la première semaine, l'insulinothérapie a été intensifiée car les glycémies étaient en permanence au-dessus de 2 g/l. Puis l'évolution a surtout été marquée par une angoisse de mort et le refus de soins. Du midazolam et de la morphine injectable en sus de la morphine orale ont dû être utilisés à plusieurs reprises à visée anxiolytique. L'alimentation était libre mais le refus alimentaire très fréquent dans les phases de révolte. L'insulinothérapie a été maintenue avec une surveillance journalière par 3 glycémies capillaires. Ces glycémies sont restées très fluctuantes avec de fréquentes hypoglycémies alternant avec des glycémies au-dessus de 3 g/l jusqu'aux 2 derniers jours, où la surveillance a été arrêtée.

Commentaires

La corticothérapie nécessaire pour contrôler les symptômes liés à ses métastases cérébrales a rendu ce patient diabétique insulino-requérant jusqu'à son décès. La révolte contre la mort prochaine autant que l'altération de l'état général de ce patient aboutissait à une alimentation très fluctuante. Cependant le schéma insulinique n'a pas été adapté à la situation alors que la surveillance glycémique était intensive [62]. Le rythme de la surveillance paraît aussi très important dans ce contexte et contradictoire avec l'absence d'adaptation du schéma. Un schéma basal-bolus aurait permis plus de souplesse car l'adaptation des analogues rapides à la quantité de repas pris aurait évité l'inconfort des fréquentes hypoglycémies ainsi que les phases d'hyperglycémie sévère.

12.
Diabète et dénutrition : attention !

Christiane Verny

Monsieur B., 85 ans, est adressé en consultation de gérontologie pour évaluation globale. Il vient avec son épouse.

Les pathologies évolutives qu'il présente sont les suivantes : une maladie de Parkinson évoluant depuis 10 ans, avec des troubles cognitifs (MMS = 19/30), un adénome de prostate traité par alpha-bloquant, une cardiopathie ischémique et une hypertension artérielle

Il présente par ailleurs un diabète de type 2 depuis 10 ans, traité par antidiabétiques oraux depuis 8 ans. La dernière consultation ophtalmologique il y a 3 ans montrait une cataracte. Il a également un antécédent de plaie du pied sur une artérite diffuse.

Il ne sort plus de chez lui mais marche au domicile avec un déambulateur. Il bénéficie du passage d'une auxiliaire de vie 3 fois par semaine pour sa toilette. Sa femme fait les courses et prépare les repas et lui donne les médicaments. Toutefois, il mange seul.

Son poids est de 50 kg, en diminution progressive depuis 2-3 ans car il « mange de plus en plus mal », selon son épouse. Le dernier poids connu était de 56 kg il y a un an.

L'examen clinique est sans particularité.

Son traitement habituel comporte de la metformine 850 : 2 fois par jour, du gliclazide 30 LM : 3 par jour le matin, un alpha-bloquant, de la L Dopa en 5 prises par jour, un calcium-bloqueur, un sartan et du clopidogrel 75 1/j. Sa biologie récente montrait une CRP à 6 mg/l, une créatinine à 90 µmoles/l (clairance de la créatinine selon Cockcroft 38 ml/min), une albuminémie à 28 g/l et une HbA1c à 8,7 % (dernière HbA1c il y a 18 mois = 7,3 %). La TSH est à 1,4 µU/ml et la micro-albuminurie sur un échantillon matinal d'urines à 20 mg/l.

La prise en charge de ce patient diabétique âgé fragile présente quelques failles :
– les 2 dernières HbA1c sont espacées de 18 mois ;
– il n'a pas eu de consultation ophtalmologique depuis 3 ans, alors que sa pathologie oculaire comportait un retentissement visuel potentiel pouvant conduire à une diminution supplémentaire de l'autonomie.

Le traitement n'est plus adapté : il n'est plus assez efficace (HbA1c à 8,7 %), et surtout, la clairance de la créatinine ne permet plus la prescription, ni de metformine, ni de gliclazide.

Le patient présente une dénutrition protéino-énergétique, avec une perte d'un peu plus de 10 % de son poids et une hypoalbuminémie avec un syndrome inflammatoire chronique de faible intensité, sans protéinurie. Il doit être considéré comme ayant une dénutrition sévère.

Les 3 préoccupations vont donc être :
– d'établir des règles personnalisées de prise en charge et de surveillance de ce patient diabétique ;
– de modifier le traitement hypoglycémiant ;
– de chercher la cause de la dénutrition.

Règles de prise en charge du diabète chez ce patient

Ce patient est « fragile », puisqu'il présente des troubles cognitifs, une limitation fonctionnelle, une dénutrition et plusieurs pathologies chroniques évolutives. Il doit bénéficier d'une évaluation gériatrique globale.

Sur le plan diabétologique, les points essentiels sont les suivants :

– recherche d'une hypotension artérielle orthostatique, qui peut concourir au risque de chute déjà important chez ce patient parkinsonien. Les facteurs de risque d'une telle anomalie sont chez lui, l'âge, le diabète, le traitement par L Dopa, l'alphabloquant prescrit pour la pathologie prostatique, et le traitement antihypertenseur. Si une hypotension orthostatique était retrouvée, les objectifs tensionnels devraient être revus à la hausse et il serait nécessaire de diminuer le traitement antihypertenseur ;

– évaluation ophtalmologique annuelle pour limiter le risque de dégradation de la fonction visuelle et son impact fonctionnel ;

– patient à risque podologique : déterminer qui s'occupe au quotidien de ses pieds (son épouse ?), et prescription de soins de pédicurie : il est grade podologique 3 (antécédent d'ulcération ayant duré probablement plus de 3 mois), qui donne droit à un remboursement annuel de 6 consultations de pédicurie par an, sur prescription médicale ;

– réflexion individualisée sur la prévention du risque vasculaire, ce malade se situe au niveau de la prévention secondaire : le clopidogrel et le losartan doivent être poursuivis, sauf s'ils sont mal tolérés ou contre-indiqués. La prescription de statine doit être discutée mais du fait de la dénutrition qui augmente le risque iatrogène, il semble plus prudent de ne pas l'introduire pour l'instant ;

– la prise en charge globale de ce patient diabétique est plus importante que la recherche de la normalisation glycémique : l'objectif est donc d'obtenir une HbA1C entre 8 et 8,5 %.

Modification du traitement hypoglycémiant

Du fait de l'insuffisance rénale, les antidiabétiques oraux (ADO) prescrits jusque-là sont soit contre-indiqués (metformine), soit déconseillés du fait d'un risque important d'hypoglycémie (gliclazide). Peut-on utiliser d'autres ADO ? L'insuffisance rénale est aussi une contre-indication à l'utilisation des analogues du GLP1. Les données manquent sur l'utilisation des analogues du GLP1 chez les sujets âgés de plus de 70 ans [23], chez les fragiles et surtout chez les dénutris : leur prescription ne serait pas logique chez ce patient puisqu'ils sont responsables d'une diminution de la vidange gastrique et donc d'une augmentation de la satiété. Parmi les gliptines (inhibiteur de la DPP4), certaines molécules sont utilisables chez l'insuffisant rénal avec ou sans modification de la posologie [71 ; 80] mais leurs effets en cas de dénutrition ne sont pas clairement définis. Les glinides ne sont pas recommandés après 75 ans et peuvent être responsables d'hypoglycémies comme les sulfamides, surtout en cas de prise alimentaire aléatoire, ce qui est le cas chez ce patient. Il semble difficile d'intensifier voire de poursuivre le traitement par ADO alors que l'HbA1c reste trop élevée.

L'insulinothérapie est donc indiquée ici, d'autant qu'un effet favorable peut être espéré sur les paramètres nutritionnels. La discussion doit être engagée sur ce traitement en consultation, avec le patient et son aidant principal, son épouse, à condition d'avoir suffisamment de temps pour répondre à toutes leurs questions.

Si le patient est hospitalisé en service de gériatrie pour le bilan de sa dénutrition, la mise en route de l'insulinothérapie pourra être faite à l'hôpital. Sinon, l'initiation au traitement par insuline peut être faite au domicile. En effet, le principal intérêt d'une hospitalisation en milieu diabétologique est l'éducation du patient, ce qui n'est pas possible chez lui, notamment pour l'apprentissage des gestes (glycémies capillaires, injections d'insuline) et de l'adaptation des doses d'insuline.

La prise en charge thérapeutique comporte les points suivants :
– arrêt des 2 antidiabétiques oraux ;
– choisir le schéma insulinique : soit un analogue lent 1 fois par jour le matin, soit une insuline semi-lente type NPH le matin, qui peut être suffisante ;
– à la dose de 0,2 U/kg : soit 10 U ;
– avec prescription d'un autopiqueur et d'un lecteur glycémique ;
– et surtout prescription de soins infirmiers au domicile, sous la forme suivante (sur ordonnance).

Exemple d'ordonnance

Faire faire par un infirmier, à domicile, tous les jours, y compris dimanches et jours fériés :
– injection sous-cutanée d'insuline selon prescription médicale, le matin ;
– contrôle des glycémies capillaires le matin et le soir avant les repas, et les noter sur un carnet. Si les glycémies sont toutes les 2 supérieures à 1,4 g sur 4-5 jours, augmenter la dose d'insuline de 2 U. En cas de glycémie inférieure à 0,80 g/l, diminuer la dose de 2 U ;
– une séance hebdomadaire de 30 minutes de prévention et de surveillance des complications du diabète, à inscrire sur le carnet.

Il faut prévoir de revoir le patient au maximum 1 mois plus tard, pour recueillir ses impressions et analyser le carnet, ou à défaut prendre un contact téléphonique. Si le choix s'est porté sur la NPH, il est possible d'introduire une injection le soir si les glycémies du matin restent élevées.

Rechercher la cause de la dénutrition

Le bilan étiologique de la dénutrition doit être complet.

Dans ce cas, il faut insister sur plusieurs points :
– la responsabilité possible de la metformine, par l'intermédiaire des troubles digestifs et de l'anorexie qu'elle peut induire ;
– la possibilité de problèmes stomatologiques, les parodontopathies douloureuses étant fréquentes chez les diabétiques âgés ;
– la possibilité d'un syndrome dépressif, la dépression étant 2 fois plus fréquente chez les diabétiques que chez les non-diabétiques ;
– la responsabilité d'un régime « diabétique » trop strict !

Évolution

Les ADO ont été arrêtés. L'insulinothérapie a été mise en place au domicile, 10 U de semi-lente le matin. La posologie a été augmentée de 2 U en 2 U jusqu'à 18 U, avec des glycémies capillaires entre 1,40 et 1,80 g/l le soir et entre 1,00 et 1,40 g/l le matin.

La diminution des apports alimentaires a finalement été rapportée à une dépression, confirmée en consultation par le psychiatre, et un traitement antidépresseur a été prescrit. Le patient n'a pas repris de poids mais il est resté stable.

13.
Primum non nocere

Mohamed Belhadj

Cet ancien cultivateur âgé de 76 ans maintenant sédentaire, présente :

1) un diabète de type 2, depuis 12 ans, compliqué de neuropathie sensitivo-motrice, de rétinopathie pré-proliférative ayant déjà bénéficié d'un traitement par laser et un angor d'effort qu'il refuse d'explorer. Sur le plan thérapeutique il reçoit une association de metformine et glinides ;

2) une HTA jugulée par : association ARA2/diurétique thiazidique, antagoniste calcique, bêta-bloquant ;

3) une dyslipidémie pour laquelle il reçoit une statine ;

4) suite à un Accident Ischémique Transitoire (AIT) remontant à 3 mois, il a été mis sous 200 mg d'aspirine.

Cet AIT a été un véritable déclic pour sa motivation thérapeutique.

Le jour où nous le voyons son poids est de 79 kg pour une taille de 1m72 et son tour de taille de 98 cm. Ses glycémies à jeun sont autour de 1,50 g/l et les post-prandiales entre 2,5 et 3 g/l. Son HbA1c est à 8,5 %. La clairance de la créatinine estimée par la formule MDRD est à 45 ml/mn, le HDL cholestérol est à 0,40 g/l, le LDL cholestérol à

1,30 g/l et les triglycérides à 1,90 g/l. Il existe une microalbuminuric à 150 mg/24h, son examen cytobactériologique des urines est négatif et sa TSH est normale.

Ses antécédents sont un tabagisme pendant 25 ans, arrêté depuis 6 ans, et de fréquents épisodes hypoglycémiques que son entourage attribue à une alimentation anarchique et à une mauvaise observance.

Commentaires

Il s'agit d'un diabète de type 2, ancien, multi-compliqué, associé à plusieurs facteurs de risque cardiovasculaire chez un patient âgé « qui n'en fait qu'à sa tête » comme le disent ses enfants.

Devant les épisodes fréquents d'hypoglycémies, son pronostic vital peut être menacé à tout moment : les facteurs de risque d'hypoglycémie sont en effet ici multiples : l'âge du patient, sa clairance de la créatinine basse, le traitement par bêta-bloquant qui peut masquer les signes annonciateurs d'hypoglycémie.

Les hypoglycémies peuvent être à l'origine de pics hypertensifs pouvant engendrer à leur tour des hémorragies cérébrales, rétiniennes compliquant sa rétinopathie pré-proliférative ou aggraver sa coronaropathie. Elles peuvent également provoquer des troubles du rythme graves.

Le premier souci a été d'assurer la sécurité de ce patient, et particulièrement de lui éviter les hypoglycémies. La première idée a été de diminuer le nombre de prises médicamenteuses.

Plusieurs mesures thérapeutiques en ont découlé.

Des mesures hygiéno-diététiques : régime hyposodé, alimentation normocalorique et régulière avec collation matin, après midi et au coucher pour éviter les risques d'hypoglycémie nocturne.

Il a amélioré son régime diététique en diminuant de moitié sa consommation quotidienne de pain (1 baguette par jour réduite à 1/2 baguette) et de viande 1 fois par jour au lieu d'une prise à chaque repas principal.

Son diabète est ancien et visiblement devenu insulino-nécessitant en raison de l'échec des antidiabétiques oraux et de l'insuffisance rénale débutante. Les glinides ont été interrompues et la dose de metformine a été ramenée à 850 mg, 1 comprimé le soir avec une surveillance fréquente de la créatinine afin de l'arrêter si la clairance de la créatinine baisse au-dessous de 40 ml/mn [79]. Malgré le niveau actuel de la clairance de la créatinine, la metformine a été maintenue temporairement pour instaurer plus facilement une insulinothérapie.

– Un schéma à deux injections par jour d'analogues prémix a été possible car chez ce patient dit indiscipliné, les repas étaient toujours pris à heure fixe.
– Les objectifs glycémiques ont été annoncés : glycémies à jeun autour de 1,30 g/l, post-prandiales 1,80 à 2 g/l, HbA1c entre 7,5 et 8 %.

Il a catégoriquement refusé un bilan cardio-vasculaire qui aurait été bien utile. Le traitement des facteurs de risque vasculaire et surtout celui de l'hypertension a été jugé prioritaire avec des objectifs stricts < 130/80 mm Hg en utilisant les sartans pour assurer une néphro-protection. La dose de statine a aussi été augmentée (angor et AIT). La prescription des antiagrégants plaquettaires est indispensable : l'association aspirine et dipyridamole ou clopidogrel est plus efficace mais le risque hémorragique est plus grand.

Le patient a reçu une éducation thérapeutique et la diminution du nombre de prises médicamenteuses visait aussi à l'encourager à mieux gérer son traitement.

Son HbA1c à 7,6 % à la consultation suivante témoigne de l'amélioration.

Au total

« *Primum non nocere* », la recherche de la normoglycémie peut être dangereuse (2), elle passe en deuxième position après le traitement des autres facteurs de risque. La prévention des accidents cardio-vasculaires, et tout particulièrement les accidents cérébraux à l'origine de déficits fonctionnels sévères, doit rester une priorité chez les personnes âgées diabétiques [24], ce que ce patient avait bien perçu. La diminution du nombre de prises médicamenteuses a permis d'améliorer l'observance.

14.
Une sortie d'hospitalisation dangereuse

José Alberto Ávila-Funes

Madame T., âgée de 76 ans, veuve depuis 20 ans, mère de trois enfants, vivait seule. Elle était indépendante et autonome pour les activités instrumentales et de base de la vie quotidienne. Dans ses antécédents importants, elle signalait une hypertension artérielle traitée par inhibiteurs de l'enzyme de conversion (Captopril®), une hypertriglycéridémie traitée par la prise d'un fibrate le soir et une arthrose des deux genoux pour laquelle elle utilisait un anti-inflammatoire non stéroïdien. Elle est diabétique de type 2 depuis 40 ans et actuellement traitée d'une manière irrégulière avec une association metformine et glibenclamide. Au fil des années, elle a développé les complications associées au diabète : neuropathie, néphropathie, rétinopathie et cataracte bilatérale.

Elle a été récemment hospitalisée à cause d'une complication aiguë du diabète : un coma hyperosmolaire. Elle a alors subi une intubation trachéale et une ventilation assistée pendant 5 jours. Elle a quitté l'hôpital pour son appartement situé au premier étage après l'amélioration de son état clinique. Son traitement comportait 2 injections d'une insuline NPH à raison de 22 U matin et 10 U soir.

Une semaine après avoir quitté l'hôpital, elle a été retrouvée comateuse par ses proches. Personne n'a pu reconstituer les événements qui ont abouti à cette situation car elle vivait seule. Elle a été reçue aux urgences de son hôpital. À son arrivée, ses paramètres vitaux étaient : tension artérielle 100/70 mmHg, fréquence cardiaque à 100/min, fréquence respiratoire à 17/min et apyrexie. La glycémie capillaire était à 0,38 g/l. La défaillance neurologique n'a pas répondu à la perfusion de glucose 30 %. Elle a eu besoin encore une fois d'une intubation trachéale. Le scanner cérébral n'a pas montré de lésions focales ni d'hémorragie, mais une simple atrophie. Le diagnostic porté fut celui d'une neuroglucopénie sévère et prolongée. Son bilan sanguin révéla une anémie normochrome normocytaire, une glycémie à 3,77 g/l (après la perfusion de glucose 50 %), une créatinine à 105 µmol/l et un bilan électrolytique normal. En raison de son mauvais état neurologique persistant, la patiente a été trachéotomisée et une gastrostomie percutanée a été mise en place pour pouvoir l'alimenter. Cependant, elle a présenté une pneumopathie nosocomiale hospitalière qui n'a pas répondu au traitement conventionnel et elle est décédée trois semaines plus tard.

Commentaires

À l'heure actuelle, le choix des objectifs pour le contrôle glycémique chez la personne âgée diabétique reste controversé. Le but du traitement chez la personne âgée vise à atteindre des chiffres de sécurité, surtout lorsque l'ancienneté du diabète est importante et que le risque cardiovasculaire est élevé. De cette manière, on espère diminuer le risque de complications associées à la maladie ainsi que le risque de complications liées au traitement telles que l'hypoglycémie. L'hypoglycémie est un problème de santé fréquent et dispendieux chez la personne âgée diabétique. Le vieillissement modifie la réponse neurohormonale et, en conséquence, les symptômes de l'hypoglycémie qui peut alors passer inaperçue.

L'approche du patient doit comporter une évaluation exhaustive pour identifier les facteurs de risque d'hypoglycémie ainsi que l'établissement des objectifs de traitement adaptés pour chaque patient. L'hypoglycémie est fréquemment associée à un contrôle glycémique strict par insuline, sulfamides hypoglycémiants ou glinides ; de plus, il existe d'autres facteurs qui contribuent à ces hypoglycémies comme le déclin cognitif, la détérioration de la fonction rénale (élimination des médicaments) ou la polymédication. Certains médicaments qui prédisposent à l'hypoglycémie ou modifient sa présentation comme les bêta-bloquants sont connus. Cependant l'utilisation des bêta-bloquants cardiosélectifs semblent rendre ce risque très faible [91]. Certains cas d'amélioration de la tolérance au glucose ont été rapportés avec le Captopril® ou l'Enalapril®, exposant au risque d'hypoglycémie en cas d'association avec des sulfamides [85]. La présentation clinique des hypoglycémies chez les personnes âgées peut être atypique et les symptômes masqués, ce qui entraîne un retard du traitement ; la comorbidité de ces patients ajoute encore au risque d'évolution vers une hypoglycémie sévère. Les prédicteurs les plus importants d'une hypoglycémie sévère chez la personne âgée sont l'âge avancé, une hospitalisation récente et la polymédication [3 ; 29]. L'obtention d'un contrôle glycémique approprié tout en évitant les hypoglycémies est un défi important chez le diabétique âgé [2]. L'éducation du patient et de ses proches est essentielle pour la prévention grâce à une bonne coordination de la prise en charge entre les patients, ses proches et le personnel soignant. Cette démarche permet l'identification des facteurs de risque et l'établissement d'une politique de prévention et, en conséquence, l'amélioration d'autres aspects tels que la qualité de vie, l'adhésion au traitement et la diminution de complications à long terme.

15. Prévention de l'hypoglycémie nocturne chez un patient âgé par un réveil systématique ?

Vanessa Preumont et Martin Buysschaert

Nous souhaitons rapporter le cas d'un patient de 93 ans qui s'est présenté en consultation de diabétologie, à l'initiative de son épouse, pour avis dans le cadre d'hypoglycémies récurrentes. L'interrogatoire mettra d'emblée en évidence leur caractère « iatrogène » induit par une approche thérapeutique totalement inadéquate et ayant des conséquences importantes sur la qualité de vie du patient.

Notre malade présente un diabète de type 2 connu depuis plusieurs années, une hypertension artérielle et une hypercholestérolémie. Il a également bénéficié d'un pontage aorto-coronaire en 1995 pour une cardiopathie ischémique avec atteinte tri-tronculaire. On note la mise en place d'une sonde de gastrostomie percutanée en 2007 pour fausses-déglutitions. Il a été alimenté transitoirement par gavages. Son régime actuel consiste en trois repas mixés et trois à quatre collations par jour.

Le diabète a été initialement traité par une glinide avec par la suite ajout d'une injection d'insuline NPH au moment du coucher. Le relais a été pris en 2009, lors d'un séjour prolongé en Espagne, par une injection quotidienne de 20 U d'analogue lent (glargine) à 22 heures. À cette occasion, les antidiabétiques oraux ont été stoppés. Le reste de son traitement comprend de l'acide acétyl-salicylique 80 mg, un bêta-bloquant cardio-sélectif, un IEC, une statine, du furosémide, un inhibiteur de la pompe à protons, une association lévodopa et bensérazide, une complémentation en fer et en acide folique.

Le patient vit en maison de repos à Bruxelles avec son épouse. Il est orienté dans le temps et dans l'espace mais nécessite l'aide d'une tierce personne pour effectuer les activités de la vie journalière. L'injection d'insuline est effectuée par une infirmière qui pratique également les contrôles glycémiques à raison de deux par jour. À l'anamnèse, on retient également une perte pondérale d'une vingtaine de kilos au cours de l'année 2009, vraisemblablement liée à une diminution des apports caloriques depuis le relais par une alimentation orale exclusive. L'analyse du carnet glycémique met en évidence des valeurs comprises entre 0,69 et 1,00 g/l à jeun et entre 1,90 et 3,50 g/l vers 18 heures, avant le repas du soir. L'épouse du patient rapporte cependant la survenue systématique d'hypoglycémies non ressenties en milieu de nuit. Afin de limiter au maximum ces hypoglycémies, l'équipe soignante de la maison de repos « réveille le patient toutes les nuits à 1 heure du matin pour lui donner une collation consistant en 1 ou 2 tartines »... Malgré cela, la glycémie du lever reste basse.

À l'examen clinique, le poids est de 82 kg pour une taille de 1m73 soit un indice de masse corporelle à 27,4 kg/m^2. La tension artérielle est à 140/80 mmHg. Le reste de l'examen clinique est banal hormis de légers œdèmes des membres inférieurs.

À la biologie, l'HbA1c est mesurée à 7,0 % et la glycémie à 1,17 g/l à midi. On note une insuffisance rénale chronique modérée, stable, avec une filtration glomérulaire estimée à 40 ml/minute/1,73 m^2 par la formule MDRD. Il n'y a pas de syndrome inflammatoire. On note une légère anémie normocytaire avec un taux d'hémoglobine à 11,3 g/dl, sans autres anomalies de l'hémogramme.

Commentaires

Nous nous trouvons face à un patient âgé et fragile, souffrant d'une insuffisance rénale chronique [106]. Le traitement du diabète est totalement inadapté puisqu'on objective un surdosage insulinique avec hypoglycémies nocturnes systématiques, non ressenties [7 ; 94]. Il est assez « surréaliste » de réveiller un tel patient toutes les nuits pour « le faire manger » alors que la première mesure raisonnable à prendre aurait été de diminuer la dose d'insuline basale. Nous avons donc proposé de réduire fortement la dose de glargine (de 50 %) afin de supprimer les hypoglycémies avec leurs conséquences délétères et par conséquent les réveils nocturnes « préventifs ». Nous avons également demandé d'accroître la fréquence des contrôles afin de décider dans un deuxième temps si le maintien d'une insulinothérapie se justifiait encore compte tenu de la perte pondérale objectivée au cours de la dernière année.

L'attention des praticiens doit être attirée sur la difficulté d'une gestion d'un diabète traité par insuline dans certaines maisons de repos ou maisons de retraite avec les répercussions que cela implique en termes de qualité de vie. Améliorer cette situation qui est loin d'être exceptionnelle implique pour le personnel paramédical une formation plus structurée à la gestion du diabète.

16.
Un cas d'hypoglycémie sévère

Véronique Lassmann-Vague

Les hypoglycémies représentent la principale limitation à l'intensification des traitements du diabète. De plus, chez le sujet âgé diabétique, les conséquences d'une hypoglycémie peuvent être plus sévères : chutes, accident vasculaire cérébral ou troubles du rythme cardiaque leur confèrent toute leur gravité [65]. Il importe donc de bien fixer les objectifs glycémiques et de déterminer sans excès les moyens de les atteindre. Le cas clinique qui suit illustre ce propos.

Monsieur K. est un patient de 81 ans, qui vit avec son épouse du même âge ; le couple dispose de faibles moyens financiers. Monsieur K. présente un diabète de type 2 connu depuis 25 années. Ce diabète est associé à une HTA traitée par un IEC et à une hyperlipidémie traitée par une statine. Le patient pèse 63 kg pour une taille de 1m70 (IMC : 24 kg/m²). L'HbA1c est à 9,2 et 9,3 %, à 4 mois d'intervalle, avec un traitement par antidiabétiques oraux associant metformine 1000 × 2/j, gliclazide 30LM × 3/j, et de la pioglitazone 30 mg 1/j, traitement qui a été progressivement augmenté au fil des années. La fonction rénale appréciée par la clairance de la créatinine (MDRD) est normale. Il existe une microalbuminurie à 80 mg/24h. Il n'y a pas de facteur de décompensation du diabète.

Devant ce déséquilibre chronique du diabète avec un traitement quasi maximal par antidiabétiques oraux, le patient est adressé en hospitalisation, en service de diabétologie, pour mise à l'insuline. Il sort, une semaine plus tard, avec un traitement insulinique de type basal-bolus, associant 24 U de glargine le soir, et une injection de 10 U d'analogue rapide avant chaque repas, un régime à 2000 calories et 250 g de glucides. Une surveillance des glycémies capillaires avant chaque repas est prescrite. L'éducation thérapeutique du patient a porté sur la technique des injections d'insuline et des glycémies capillaires et l'adaptation des doses d'insuline en fonction des glycémies. L'épouse du patient n'a pas pu venir participer aux séances d'éducation. Du fait de l'âge du patient et de l'hospitalisation assez brève, les glycémies capillaires seront effectuées pendant un mois par une infirmière à domicile, en même temps que les injections d'insuline.

Le patient quitte l'hôpital le vendredi vers 15 heures, l'infirmière vient vers 19 heures faire la glycémie capillaire, qui est à 1,02 g/L et fait les deux injections d'insuline aux doses prévues. Monsieur K. prend son dîner habituel : une soupe de légumes et un morceau de fromage puis s'installe pour regarder la télévision. Son épouse le voit alors s'effondrer, tout pâle, sans connaissance. Elle ne sait pas mesurer la glycémie capillaire ni que faire en cas de suspicion d'hypoglycémie. Elle appelle les pompiers qui, à leur arrivée, retrouvent une glycémie à 0,35 g/l, injectent deux ampoules de glucosé à 30 % au patient qui reprend connaissance, sans séquelle.

Le médecin des pompiers demande au patient de suspendre les injections d'analogue rapide et de revoir son médecin rapidement. Dans les jours qui suivent, celui-ci institue un traitement par glinide 3 fois par jour associé à l'insuline glargine le soir qui est maintenue. Les objectifs glycémiques sont définis et compris entre 1,00 et 1,50 g/l avant les repas et 1,30 et 2,00 g après les repas. Madame K. participe à l'éducation thérapeutique. Monsieur K. s'exclame : « Mais à l'hôpital, je mangeais au moins deux fois plus qu'à la maison ! ». Quelques mois plus tard, l'HbA1c est à 7,5 %.

Cette observation souligne plusieurs points :
- la nécessité d'adapter les objectifs glycémiques à l'âge du patient (le carnet montre que les glycémies capillaires des derniers jours d'hospitalisation étaient beaucoup « trop parfaites ») ;
- l'intensification du traitement peut être progressive, en commençant par une insuline basale ;
- l'obligation de tenir compte pour le traitement de sortie de l'hôpital de l'environnement du patient : habitudes alimentaires (dans le cas présent, le patient avait l'habitude de manger beaucoup moins que ce qui lui a été donné à l'hôpital et qui avait servi à l'établissement des doses d'insuline rapide), conditions de vie familiales et sociales. L'insuline lente dans le cas où le patient mange peu le soir et pour une corpulence normale peut être donnée plutôt le matin.

Chez le patient diabétique de type 2 âgé, les hypoglycémies sont favorisées par un déficit de la contre-régulation lorsque le diabète évolue depuis longtemps [92] et la fréquence des hypoglycémies augmente avec l'âge [54]. Le traitement par insuline augmente le risque hypoglycémique, par rapport au traitement oral [94], et ce risque s'accroît avec le nombre d'injections [78]. Par ailleurs, le risque d'hypoglycémie est multiplié par cinq [54] dans le mois qui suit une hospitalisation, probablement par inadaptation des traitements de sortie à la vie quotidienne. Comme dans cette observation, la cause directe des hypoglycémies est le plus souvent une erreur diététique [77 ; 67], spontanée ou provoquée par un événement intercurrent.

Enfin, l'intensification du traitement, avec des objectifs glycémiques trop stricts, n'est pas forcément utile. Elle est source d'augmentation de la fréquence des hypoglycémies sévères, comme l'a montré le bilan récent de la mise en place des recommandations de la Société Canadienne de Gériatrie [68] et ne peut s'envisager qu'accompagnée d'une éducation appropriée du patient et de son entourage.

17.
Une hypoglycémie de symptomatologie déroutante

Véronique Lassmann-Vague

Chez le sujet âgé diabétique, les hypoglycémies sont fréquentes [77] mais elles sont souvent asymptomatiques, ou paucisymptomatiques [59]. Elles peuvent revêtir alors des aspects inhabituels, en particulier neurologiques ou psychiatriques. Il importe donc que l'entourage soit averti de cette éventualité et informé des mesures à prendre. Le cas suivant illustre ce propos.

Il s'agit d'une femme de 82 ans, qui vit en maison de retraite depuis 4 ans. Elle présente un diabète évoluant depuis 12 ans et elle a toujours eu un poids normal. Actuellement, elle pèse 46 kg pour 1m57. Elle est traitée par ailleurs pour une hyperlipidémie par une statine et pour une HTA par un IEC. Sa fonction rénale, évaluée par la clairance de Cockcroft, est normale (80 ml/mn). Le diabète est traité par glimépiride 3 mg/j le matin. Sa dernière HbA1c, à 7 %, date d'un mois. Par ailleurs, depuis une semaine du fait d'une poussée douloureuse d'arthrose cervicale, elle a pris d'elle-même un anti-inflammatoire. Enfin, le médecin de la maison de retraite l'a mise sous sulfamide anti-bactérien depuis la veille pour une infection urinaire à *E. Coli*.

Comme elle attend ses petits-enfants pour le goûter, Mme L., qui suit scrupuleusement son régime, n'a pas beaucoup mangé car elle sait qu'ils vont apporter une tarte aux framboises. Sa famille arrive un peu en retard, vers 17 heures, et la trouve en train de farfouiller dans son placard, désorientée, ne sachant pas ce qu'elle cherche ni où elle est et ne les reconnaissant pas. Le petit-fils s'écrie : « Elle débloque complètement Mammie aujourd'hui ! ». Mais sa petite-fille, qui l'a toujours accompagnée chez son diabétologue, et qui a participé à l'éducation thérapeutique, lui fait une glycémie capillaire. Celle-ci est à 0,52 g/l. Deux morceaux de sucre et quelques minutes plus tard, remise mais un peu fatiguée tout de même, Mme L. déguste en famille une bonne part de tarte aux framboises.

Cette observation souligne plusieurs caractéristiques typiques des hypoglycémies chez les personnes diabétiques âgées : d'une part, parmi les facteurs favorisant les hypoglycémies, on retrouve souvent la polymédication [34 ; 94], habituelle à cet âge. Dans le cas de Mme L., l'association d'un sulfamide antibactérien et d'un AINS au traitement chronique antidiabétique par un sulfamide à demi-vie longue a vraisemblablement favorisé la survenue de l'hypoglycémie. Par ailleurs, on observe souvent chez les personnes âgées, un suivi trop strict des règles diététiques, et dans le cas de Mme L., il n'était pas nécessaire de diminuer sa ration glucidique de midi pour pouvoir partager un goûter avec sa famille, ce d'autant que les hypoglycémies surviennent le plus souvent en fin d'après-midi (5) chez les patients traités par antidiabétiques oraux.

D'autre part, la symptomatologie présentée par Mme L. est typique de la personne âgée diabétique : les symptômes d'alerte (sueurs, tachycardie, tremblements) manquent le plus souvent [75], et les signes neuroglycopéniques avec souvent une désorientation [59] peuvent être confondus avec des problèmes vasculaires cérébraux ou démentiels. C'est là que prend toute son importance l'éducation thérapeutique des patients mais aussi de leur entourage afin que ces symptômes soient connus, donc identifiés, et traités de façon appropriée. Les hypoglycémies modérées sont souvent asymptomatiques [59], ce qui souligne l'importance du contrôle systématique de la glycémie capillaire chez les patients sous sulfamides, et plus particulièrement dans un contexte de modifications thérapeutiques afin d'éviter la survenue d'hypoglycémies sévères.

Au total, cette observation rappelle que les hypoglycémies sont fréquentes chez les personnes âgées diabétiques, même en l'absence de traitement par insuline. La désorientation représente le symptôme le plus fréquent. Parmi les facteurs favorisants, on retrouve la polymédication, avec l'association au traitement chronique antidiabétique par sulfamides de médicaments prescrits pour une pathologie intercurrente qui potentialisent leur action hypoglycémiante. Les erreurs diététiques [56 ; 77] représentent aussi une cause très fréquemment retrouvée. L'éducation du patient et /ou de son entourage, ainsi que l'adaptation dans le temps du traitement en fonction de l'évolution du patient et de l'apparition éventuelle de co-morbidités sont les meilleurs moyens de prévenir la survenue d'hypoglycémies chez les patients âgés diabétiques.

18.
Cherchez toujours l'hypoglycémie !

Christiane Verny

Madame E., 90 ans, est hospitalisée dans le service après passage aux urgences pour crises comitiales.

Les principales pathologies chroniques évolutives présentées par cette patiente sont les suivantes :
- une démence mixte, vasculaire (antécédent d'accident vasculaire cérébral ischémique) et dégénérative, avec une dépendance totale pour toutes les activités de base de la vie quotidienne ;
- un diabète de type 2. Elle a été hospitalisée dans le service il y a 3 mois pour déshydratation globale majeure, avec hyperglycémie, dans un contexte d'arrêt du traitement par insuline. Elle est sortie alors sous analogue lent de l'insuline, 18 U par jour le matin, avec une prescription de surveillance matin et soir des glycémies capillaires par une infirmière à domicile.

Elle vit chez sa fille qui est l'aidante principale.

Elle est amenée par les pompiers aux urgences pour un malaise avec suspension de la conscience, révulsion oculaire. Il n'y a pas eu de contrôle de la glycémie capillaire au domicile. Aux urgences, la patiente est apyrétique, avec une hémodynamique stable et un état de conscience tout à fait normal. La glycémie capillaire est à 1,15 g/l. Il n'y a pas de trouble hydro-électrolytique, pas de syndrome inflammatoire. La tomodensitométrie cérébrale ne retrouve qu'une hypodensité séquellaire sylvienne superficielle droite mais le tracé électroencéphalogramme intercritique enregistre des ondes lentes et quelques paroxysmes en région temporale. La famille signale plusieurs épisodes de ce type survenus en fin d'après midi depuis sa sortie de l'hôpital. Malgré les recommandations, une seule glycémie capillaire était faite par jour, le matin, avant l'injection d'insuline.

L'analyse du carnet de surveillance retrouve des glycémies matinales toutes inférieures à 1,00 g/l à domicile, sans aucune modification de la dose quotidienne d'insuline qui est restée à 18 U/j. L'HbA1c est à 5,6 %.

Commentaires

Dans le cas de notre patiente, la comitialité peut être favorisée par la cicatrice ischémique cérébrale. Cependant, sur un cerveau âgé (90 ans), malade (séquelle d'accident vasculaire et démence), la comitialité peut aussi être symptomatique, liée à des phénomènes extra-neurologiques qu'il faut systématiquement rechercher [16]. Cette démarche est importante sur un plan thérapeutique, la comitialité, simple conséquence d'une séquelle d'accident vasculaire, nécessite un traitement anti-comitial au long cours, alors qu'en cas d'épilepsie symptomatique le traitement et la prévention du facteur déclenchant intercurrent peuvent suffire [39].

Dans le cas de cette patiente, plusieurs indices peuvent orienter vers l'hypothèse de la responsabilité d'une hypoglycémie pour cet épisode comitial :
– l'absence de surveillance de la glycémie le soir,
– des glycémies capillaires inférieures à 1,00 g/l le matin, sans que cela n'ait entraîné de modifications des doses d'insuline,
– une HbA1c basse, trop basse pour cette patiente très âgée, démente, dépendante et incapable de reconnaître des symptômes d'hypoglycémie.

La dose d'insuline a été ramenée en une fois à 10 U par jour au début de son hospitalisation. Les glycémies capillaires réalisées matin, midi et soir en préprandial, étaient variables, mais en général situées entre 1,08 et 1,80 g/l, ce que nous avons considéré comme satisfaisant pour atteindre un objectif de 8 % d'HbA1c. Aucune récidive n'a été observée pendant l'hospitalisation, ni même depuis sa sortie selon sa famille.

Commentaires

Au cours d'une insulinothérapie avec un schéma simple, comme une injection par jour d'analogue lent, il est envisageable d'alléger un peu la surveillance. Mais cela doit être fait lorsque l'état du patient est stable [65 ; 94]. Lors d'un changement de mode de vie comme lors de la sortie d'une hospitalisation (période réputée comme étant un facteur de risque d'hypoglycémie), la surveillance doit être rigoureuse, et cela même si le traitement ne comporte qu'une injection par jour d'analogue lent. Ainsi, la surveillance pendant quelques semaines de la glycémie capillaire 12 heures après l'injection semble indispensable.

Comme la cicatrice corticale ne s'était manifestée par aucun symptôme jusque-là et que la patiente est traitée par insuline, le diagnostic d'hypoglycémie peut être retenu jusqu'à preuve du contraire. La normalité de la glycémie capillaire lors de son admission aux urgences alors qu'elle était déjà réveillée ne peut éliminer formellement cette hypothèse. En effet, la glycémie peut se normaliser du fait du stress de la crise ou des manœuvres de réanimation.

19.
Personne âgée diabétique et risque(s) iatrogène(s)

Jean Doucet

Madame B., 82 ans, vit seule à domicile depuis le décès de son époux il y a 5 ans. Elle consulte un après-midi à la suite d'une chute survenue la veille sans perte de connaissance ni traumatisme. Madame B. a pu se relever sans difficulté.

Madame B. a pour antécédents : un diabète de type 2 depuis 15 ans, traité actuellement par biguanide et sulfonylurée (HbA1c 7 % il y a 1 mois) ; une HTA systolique ancienne traitée par inhibiteur de l'enzyme de conversion ; une fibrillation atriale (ACFA) il y a 2 ans traitée par amiodarone et antivitamine K ; un angor stable traité par bêtabloquant ; une hypercholestérolémie traitée par statine ; une gonarthrose traitée par paracétamol à la demande ; enfin elle prend un hypnotique (apparenté de benzodiazépine) en raison de difficultés d'endormissement.

À l'interrogatoire, elle décrit une asthénie modérée et des sensations vertigineuses depuis 1 mois qui surviennent surtout le matin au lever. La veille, la chute est survenue lors d'un épisode vertigineux.

À l'examen clinique : la tension artérielle est mesurée à 120/70 mmHg, le pouls bat à 65 bpm et est irrégulier, la température est de 37°1, le poids de 57 kg, la taille 1m60. Elle reconnaît s'alimenter un peu moins depuis 1 mois en raison d'un conflit familial qui l'affecte. L'examen neurologique est normal. L'auscultation cardiaque ne note pas de souffle, mais des bruits du cœur irréguliers, sans signe d'insuffisance cardiaque, l'abdomen est souple sans anomalie du transit. La glycémie capillaire est à 1,20 g/l en milieu d'après-midi. L'ECG ne montre pas de trouble de repolarisation mais une ACFA aux alentours de 70 bpm.

Les examens biologiques prélevés à 15 heures notent une natrémie à 140 mmol/l, une kaliémie à 4.2 mmol/l, une glycémie à 1,90 g/l, une créatininémie à 132 µmol/l, une urée plasmatique à 22 mmol/l, une protidémie à 80 g/l. Le taux d'hémoglobine est à 13 g/dl, la leucocytose à 8,5 G/l, et le taux de plaquettes à 250 G/l. L'INR est à 2,2.

Commentaires

Peut-on, doit-on même, évoquer une origine iatrogène aux malaises et à la chute ?

On doit évoquer un accident iatrogène, au même titre qu'une autre cause, chez toute personne âgée ayant une symptomatologie ne correspondant pas à l'évolution attendue.

Dans le cas présent, compte tenu du mode de survenue matinale des malaises et de la notion de traitement par sulfonylurée, on doit évoquer en premier lieu une hypoglycémie, d'autant que la glycémie de l'après-midi et l'HbA1c sont peu élevées. Un facteur favorisant associé est la diminution de l'alimentation.

Certes on peut aussi évoquer une hypotension orthostatique d'origine iatrogène favorisée par la déshydratation (attestée par la protidémie élevée, ainsi que l'insuffisance rénale fonctionnelle) et le maintien des médicaments antihypertenseurs chez cette patiente dont la pression artérielle est peu élevée lors de l'examen.

On peut enfin évoquer un trouble de vigilance d'origine iatrogène en lien avec la prise d'un hypnotique.

Mais bien entendu d'autres hypothèses diagnostiques existent, en lien notamment avec l'ACFA...

Quels sont les risques auxquels expose le traitement antidiabétique de Mme B. ?

Nous avons vu que la sulfonylurée expose au risque d'hypoglycémie, *a fortiori* chez cette patiente dont l'équilibre glycémique au long cours, évalué par l'HbA1c, est un peu trop strict eu égard à l'état général et à la comorbidité qu'elle présente.

Il ne faut pas oublier non plus, dans la situation présente, que la poursuite du biguanide est au moins momentanément contre-indiquée par l'insuffisance rénale fonctionnelle ; il ne pourra être éventuellement repris qu'après correction de la déshydratation, disparition de l'insuffisance rénale fonctionnelle et contrôle du débit de filtration glomérulaire (estimé par le MDRD) à une valeur supérieure à 60 ml/mn.

Par conséquent, l'interruption au moins transitoire du traitement antidiabétique oral est raisonnable, alors que la ré-évaluation des apports nutritionnels est indispensable.

Cette patiente est-elle exposée à d'autres risques d'accidents iatrogènes ?

La prise en charge de cette patiente à l'occasion d'un épisode aigu ne doit pas faire oublier de ré-évaluer l'ensemble des autres traitements.

Le traitement antihypertenseur doit être revu pour deux raisons : d'une part parce que la survenue d'une déshydratation avec insuffisance rénale fonctionnelle doit faire interrompre transitoirement l'inhibiteur de l'enzyme de conversion en raison du risque de majoration de l'insuffisance rénale ; d'autre part parce que l'objectif de pression artérielle doit être précisé, après correction de la déshydratation, afin de ne pas exposer Mme B. à un sur-risque d'hypotension orthostatique, *a fortiori* si elle peine à s'hydrater.

Concernant le traitement à visée cardiaque, si l'origine iatrogène des malaises et de la chute est confirmée et qu'il n'y a pas de raison de penser qu'ils récidiveront, la poursuite de l'anti-vitamine K est raisonnable compte tenu de l'ACFA persistante. En revanche, l'amiodarone, inefficace puisque le trouble du rythme persiste, peut être arrêtée, à condition que le rythme cardiaque ne soit pas trop rapide, ce qui évitera la survenue d'effets indésirables notamment thyroïdiens et pulmonaires.

Enfin la question de la prise au long cours d'une benzodiazépine expose Mme B. à la survenue de chutes et de troubles cognitifs.

En conclusion, Mme B. représente la très fréquente situation des personnes diabétiques âgées « polypathologiques » et « polymédiquées », exposées tout particulièrement aux effets indésirables des médicaments (et pas seulement les antidiabétiques). Etant donné qu'il est impossible d'obtenir un « risque iatrogène zéro », tout au moins doit-on faire en sorte que ce risque reste limité et très inférieur au bénéfice que Mme B. est en droit d'attendre de ses médicaments.

20. Une patiente diabétique fragile avec troubles de la déglutition

Isabelle Bourdel-Marchasson

Mme RV., 88 ans, est adressée pour évaluation gérontologique standardisée (EGS) [107] 3 mois après un épisode ayant comporté une chute, un épisode confusionnel et un trouble du langage (manque du mot) lié à un hématome intra-cérébral temporal gauche.

Mme RV., personne très dynamique engagée dans la vie associative, est diabétique depuis 20 ans. Elle était traitée pour hypertension artérielle depuis une date indéterminée et avait subi une néphrectomie partielle pour malformation rénale. Elle a bénéficié d'une pose de prothèse totale de hanche à gauche. Quatre mois avant l'accident, une phlébite profonde bilatérale des membres inférieurs avait conduit à la prescription d'antivitamine K, traitement interrompu à l'occasion de cet accident hémorragique.

Elle était traitée avant son accident par gliclazide 30 mg par jour le soir, un vasodilatateur anti-angineux, un diurétique antihypertenseur, un IEC, un antagoniste calcique et un anti-vitamine K. Elle recevait de plus un analogue lent de l'insuline, 54 U le matin, qu'elle gérait seule (injections et contrôle).

Lors de cet accident le MMSE était à 22 sur 30, l'HbA1c était à 6,8 %, les glycémies évoluaient entre 0,70 et 1,80 g/l et la tension artérielle était de 150/70 mmHg. La posologie de l'analogue lent de l'insuline a été réduite de 4 U et un traitement préventif par anticomitiaux et des corticoïdes ont été prescrits.

Au moment de l'EGS, la dose d'analogue lent avait été augmentée à 58 U et celle du gliclazide doublée. Elle avait repris son traitement anti-vitamine K après le contrôle scannographique de la disparition de l'hématome tandis que les corticoïdes et l'anticomitial avaient été arrêtés. Elle a aussi retrouvé une partie de ses activités. Son MMS était à 29/30 avec un oubli d'un des 3 mots mais une évaluation plus approfondie n'a pas retrouvé de problème mnésique. La GDS (*Geriatric Depression Scale*) ne retrouvait pas de symptomatologie dépressive mais l'humeur était triste. Elle était autonome pour les activités instrumentales et basiques de la vie quotidienne. Le MNA (*Mini Nutritional Assessment*) était coté à 22/30, la plaçant dans les personnes à risque de dénutrition. En effet, son IMC était à 26 kg/m^2, poids 65 kg, taille 1m57, mais elle avait perdu 7 kg en 2 ans. Il existait à la fois une restriction alimentaire volontaire (car elle pensait résoudre ses problèmes de glycémie élevée en sautant le repas et elle ne mangeait pas du tout de féculent) et également une gêne à la déglutition survenant de temps en temps après la prise du premier plat. Elle ne consommait aucun aliment de type volaille, poisson, viande ou œufs.

Il est décidé de réaliser une évaluation de sa déglutition. Cette situation durait en fait depuis environ 2 ans. On note sur le carnet glycémique une hypoglycémie à jeun par semaine. Une glycémie post-prandiale faite pendant l'EGS était à 1 g/l.

Sa marche était également altérée et le *timed up and go test* était chronométré à 20 secondes. Il s'agit de se lever d'une chaise sans accoudoir, de marcher sur une distance de 3 mètres, faire demi-tour et retourner s'asseoir. Un temps supérieur à 20 secondes est associé à une augmentation significative du risque de chute. La cadence de la marche était régulière mais à petits pas. Il n'y avait pas de neuropathie. L'appui unipodal était impossible. Il n'y avait pas d'hypotension orthostatique. Enfin elle ne signalait aucune douleur.

La biologie découvrait un surdosage en anti-vitamine K. Il n'y avait pas de syndrome inflammatoire et l'albumine plasmatique était à 40 g/l. La créatinine était à 68 µmoles/l et la clairance calculée selon la formule de Cockcroft à 48 ml/min. L'HbA1c se maintenait à 6,8 %. Elle était carencée en vitamine D.

Le bilan de déglutition retrouvait des troubles caractérisés par des difficultés de propulsion du bolus alimentaire avec sensation de blocage et déglutition répétée signant une atteinte pharyngée. Elle décrivait également des douleurs au péristaltisme œsophagien. L'état buccodentaire était bon et elle avait tous ses couples prémolo-molaires.

Cliniquement, elle présentait une hypotonie vélaire, une fatigabilité lors du repas. Dans l'hypothèse d'une myasthénie une fatigabilité d'autres groupes musculaires a été recherchée. Il existait un léger ptosis mais il n'y avait pas d'atteinte de la force musculaire et les exercices de fatigabilité à l'effort étaient limités par des douleurs des membres inférieurs.

Un traitement dit d'épreuve dans l'hypothèse d'une myasthénie par 10 mg de chlorure d'ambenomium 30 minutes avant les repas pendant 48 heures fut mis en route en attendant la réalisation d'un électro-neuromyogramme et d'un radio-cinéma de déglutition. On lui a conseillé de fractionner les repas, d'éviter les aliments filandreux, durs ou secs, et de réintroduire des féculents.

De la vitamine D a été prescrite. Enfin le gliclazide a été arrêté et l'insuline poursuivie.

Elle revient un mois plus tard. Le traitement par chlorure d'ambenomium a été inefficace. Elle n'a pas suivi les conseils et a encore restreint son alimentation. Après l'arrêt du gliclazide et le maintien des 58 U d'analogue lent le matin, l'HbA1c était à 7,2 %. Cependant ses glycémies étaient très variables dans la même journée et la glycémie du matin était en général supérieure à 2,00 g tandis que les autres glycémies de la journée étaient à 1,00 g/l. La glycémie post-prandiale réalisée à l'hôpital de jour était à 2,50 g/l. Elle a été invitée à revoir son diabétologue pour le schéma insulinique car elle refusait la prescription d'un schéma à deux injections. À noter que le MMS qui a été refait à cette occasion était à 30/30.

Il n'y avait pas de signe d'atteinte de la jonction neuromusculaire à l'électro-neuromyogramme et la radioscopie de la déglutition (Figure 20.1) montrait un spasme intermittent du sphincter supérieur de l'œsophage dont le tonus augmentait au bout de plusieurs déglutitions. La possibilité de spasmes plus intenses bloquant totalement le passage est évoquée. Une injection de toxine botulique dans le sphincter supérieur de l'œsophage est décidée et réalisée.

Ce geste résout le problème de déglutition par spasme intermittent de l'œsophage. Mais la patiente est un peu perdue dans la gestion de son insuline et affirme recevoir maintenant une insuline NPH le matin et un analogue lent le soir. Cependant le diabétologue a prescrit un schéma à deux injections de NPH, 26 U le matin et 14 U le soir. Son poids n'a pas varié depuis le début du suivi. Elle n'a pas son carnet glycémique lors de la consultation. Son humeur est toujours triste et des événements familiaux difficiles l'expliquent en partie. Il est décidé qu'un accompagnement à domicile par une infirmière serait fait pendant un mois pour les injections d'insuline, le contrôle glycémique et les choix alimentaires.

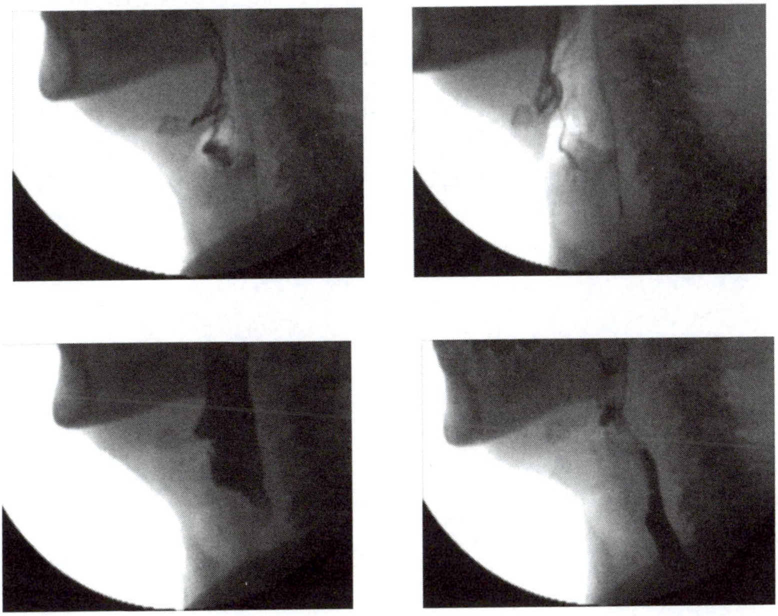

Figure 20.1 – Captures d'image de l'examen radiologique de la déglutition. La dilatation de la portion au-dessus du sphincter supérieur de l'œsophage est visible entre deux déglutitions en raison de la persistance du produit de contraste (images du haut). Pendant la déglutition on note le rétrécissement de la lumière œsophagienne qui cède enfin pour laisser passer le bol alimentaire.

Commentaires

Mme RV. est une personne que l'on peut qualifier de fragile au sens gériatrique du terme. En effet, elle a maigri et sa vitesse de marche est lente (*timed get up and go test* allongé) ce qui remplit deux sur 5 des items du phénotype de Fried [45]. Il est vraisemblable que si on l'avait recherchée, on aurait aussi découvert la faiblesse musculaire, ce qui ajoute un 3e item. Il est aussi notable que sa cognition est fluctuante et son risque de dépendance est important. Lors de la prise en charge, les problèmes de qualité de marche, les anomalies de la nutrition, les troubles de la déglutition et son humeur interfèrent largement dans le contrôle métabolique. L'EGS est un outil indispensable dans la prise en charge des patients diabétiques fragiles car il s'agit de prendre en compte les différents facteurs de risque de dépendance et pas seulement le diabète, les interactions entres les différentes pathologies et enfin les multiples syndromes gériatriques afin d'améliorer au mieux la qualité de vie du patient [18].

21.
Une dame fragile avec comorbidité cardio-vasculaire

Leocadio Rodriguez Mañas, Marta Castro Rodríguez

Une malade de 87 ans se présente à la consultation. Elle rapporte un antécédent d'hypertension artérielle systolique isolée, traitée par hydrochlorothiazide (25 mg/jour) et énalapril (20 mg/jour) et un diabète de type 2 diagnostiqué il y a 14 ans et traité depuis 3 ans par insuline glargine (34 U le soir) et metformine (850 mg deux fois par jour).

Il y a 6 mois, elle a présenté un infarctus du myocarde localisé en territoire inférieur et de l'acide acétylsalicylique (100 mg/jour) et un bêta-bloquant cardio-sélectif ont été prescrits. Pendant ces 6 mois, la patiente a fait 4 chutes, 2 d'entre elles simplement en s'asseyant, et elle a perdu 5 kg.

Il y a 2 mois, elle était indépendante pour les activités basiques et instrumentales de la vie quotidienne. Ces dernières années, son activité principale était de prendre soin de son époux, décédé il y a un an dans les suites d'une maladie démentielle.

Depuis son veuvage, elle vit seule et, depuis son infarctus, ses fils la trouvent détachée, irritable, avec une tendance à l'isolement. Elle ne prend plus soin de son régime et ses proches ont des doutes sur la prise correcte de son traitement. Depuis 2 mois, elle a besoin d'une aide pour les courses. Elle s'essouffle facilement et la marche devient difficile.

Elle est venue à la consultation accompagnée de sa fille. À l'examen, la patiente semble orientée, alerte et coopérante. La tension artérielle est de 130/80 mmHg, la fréquence cardiaque est de 64 battements/mn, le rythme cardiaque est sinusal et la glycémie capillaire est de 0,86 g/l. La taille est de 1m54 pour un poids de 72 kg. La patiente marche à la vitesse de 1,2 m/s. La force, les sensibilités tactile et vibratoire sont conservées. Il y a une hypo-réflexie pour les 2 rotuliens et une diminution de circonférence de la région proximale des 2 membres inférieurs. La table de Schnell et la campimétrie ne détectent pas d'altérations visuelles et il n'y a pas de problème auditif.

Le bilan biologique est le suivant : hémoglobine glyquée (HbA1c) : 6,6 %, cholestérol total : 2,25 g/l (HDL : 0,75, LDL : 1,20) et vitamine D : 7ng/ml (carence) avec taux de parathormone adaptée. Le ionogramme (sodium, potassium, chlore, calcium et phosphore) est normal comme l'hémogramme et l'hémostase.
À l'ECG, on observe un rythme sinusal à 64 battements/mn et des signes de séquelles d'infarctus inféro-latéral. La radiographie du thorax montre une hypercyphose dorsale avec un tassement antérieur pour D6 et D8.

Commentaires

Cette personne peut être considérée comme fragile puisqu'elle a chuté et que sa marche est lente [45]. Elle est à l'évidence sarcopénique même si son IMC est d'apparence pléthorique [113]. Elle souffre également d'ostéoporose post-ménopausique, ce qui augmente artificiellement son IMC à un peu plus de 30 kg/m^2. Elle aurait besoin d'une évaluation gériatrique standardisée (EGS) [95] ; en particulier une évaluation cognitive permettrait de mieux préciser ses capacités à comprendre son diabète et le risque hypoglycémique. On perçoit également des symptômes pouvant évoquer une dépression, très fréquente chez les patients diabétiques [5]. L'EGS permettrait aussi d'explorer au mieux son état nutritionnel et de comprendre les causes de cet amaigrissement. Il lui sera recommandé de manger suffisamment. La carence en vitamine D peut être associée à une myopathie [11], apparemment liée à l'hypophosphorémie qui accompagne le déficit prolongé en vitamine D. Chez ces personnes la correction du statut vitaminique D améliore la marche et diminue le risque de chute [12]. Ceci n'empêche pas, bien au contraire, de prescrire de l'activité physique pour améliorer sa marche avec des exercices de renforcement musculaire associés au travail prudent en résistance [33]. Son ostéoporose mérite un traitement et en première intention on propose des biphosphonates pour une durée de 5 ans.

D'autre part, le traitement de son diabète semble adapté à sa situation car l'association de metformine et d'insuline permet de n'avoir recours qu'à une seule injection et de contrôler les glycémies post-prandiales. Elle est cependant surtraitée car son HbA1c devrait être plus élevée, comprise entre 7 et 7,5 % sans qu'elle ne subisse de perte de chance [95]. Les doses de metformine et d'insuline peuvent donc être diminuées. Son traitement cardiologique est à discuter. Un contrôle tensionnel moins sévère (140/150 pour la systolique) a montré son efficacité préventive chez des personnes âgées de plus de 80 ans même si elles ne sont pas fragiles [6 ; 14].

22.
Troubles cognitifs chez un sujet diabétique âgé. « Le mieux est l'ennemi du bien »

Martin Buysschaert, Marie Buysschaert

Les troubles cognitifs sont fréquents chez la personne âgée. En cas de diabète, en particulier insulino-traité, ils peuvent interférer avec la gestion quotidienne du traitement. Le cas de ce malade illustre les ambiguïtés qui en résultent, en particulier en termes de reconnaissance et de traitement des hypoglycémies.

Ce patient de 84 ans, chimiste retraité, vit seul à son domicile depuis le décès de son épouse en 2005. Dans ses antécédents personnels, on retient une prostatectomie pour adénocarcinome en 1992, un diagnostic de gastrinome bulbaire (gastrine plasmatique 409,0 pg/ml ; chromogranine 166,1 U/l) en 2001 (traité médicalement) ainsi qu'une hypertension artérielle et une dyslipidémie. Ce diabète de type 2 a été identifié en 1979. D'abord traité par hypoglycémiants oraux, ce patient reçoit de l'insuline depuis 2006, eu égard à une dérive glycémique que reflétait une HbA1c à 8,7 % malgré un traitement à dose maximale de sulfamides hypoglycémiants. Actuellement, il reçoit 10 U au matin et 6 U au soir d'insuline prémix

NPH / ordinaire 30 %. Ce diabète n'est compliqué ni de microangiopathie ni de neuropathie périphérique. En terme macrovasculaire, le doppler artériel objectivait une artérite (subclinique) aux membres inférieurs en 2007. Le traitement comportait, outre l'insuline, un fibrate, un bêtabloquant anti-hypertenseur, de l'acide acétyl-salicylique et un inhibiteur de la pompe à proton. Jusqu'en 2009, le patient gérait le traitement insulinique de manière tout à fait correcte et autonome.

En 2010, à la consultation annuelle de routine, on est d'emblée étonné par une logorrhée verbale inhabituelle, difficile à cadrer. Le patient mentionne aussi quelques troubles mnésiques qu'il confond d'ailleurs ponctuellement avec des malaises hypoglycémiques, qui ne sont pas objectivés à l'analyse du carnet d'autosurveillance glycémique. Ces « pseudo-hypoglycémies » sont néanmoins traitées conventionnellement. Ceci rend inévitablement la gestion quotidienne du diabète beaucoup plus aléatoire que par le passé.

Eu égard au contexte, l'interrogatoire de la fille du patient est riche d'enseignements. Elle décrit son père comme « un homme qui était, jusqu'il y a peu, vif d'esprit mais qui tourne aujourd'hui au ralenti ». Elle explique aussi que son père est maintenant très dépendant d'elle, sachant aussi un certain degré de désorientation temporelle qui ne ressortait cependant pas à l'interrogatoire du patient lui-même. En termes de gestion quotidienne du diabète, les injections d'insuline sont faites « par automatisme » mais depuis quelques mois, aucune adaptation n'est plus possible quand le patient se situe en dehors de son contexte de vie habituel. Le traitement des hypoglycémies est relativement hectique, sachant que certains malaises « non hypoglycémiques » sont traités et que des hypoglycémies « vraies » (objectivées) ne le sont éventuellement pas.

Au vu de l'évolution comportementale de notre malade – et d'éventuelles conséquences thérapeutiques –, un bilan neuropsychologique exhaustif est réalisé. Il montre un déficit important, en particulier en termes de capacité d'encodage au test de Grober et Buschke (apprentissage d'une liste de seize mots appartenant à seize catégories sémantiques différentes). L'examen des fonctions exécutives par un ensemble d'analyses, en particulier les *Stroop test, Trail Making Test* (TMT) et le test de l'horloge, met aussi en relief une perte de l'inhibition des processus automatiques et une difficulté d'adaptation à de nouvelles situations, partiellement compensées par un ralentissement de la vitesse du traitement des données. L'évaluation des praxies visuoconstructives se situe dans les limites de la normale, en dehors, à nouveau, d'un ralentissement dans la réalisation des épreuves. L'ensemble du tableau est compatible avec une maladie dégénérative d'Alzheimer.

L'examen clinique de ce patient était pourtant tout à fait normal et « rassurant ». Il mesure 1m72 et pèse 69 kg. L'auscultation cardio-pulmonaire est sans particularité. L'abdomen est normal. Il n'y a pas de souffle carotidien. La tension artérielle est de 130/80 mmHg. Les pouls périphériques sont faiblement perçus. Les réflexes sont abolis. La glycémie post-prandiale est de 1,41 g/l et l'HbA1c de 7,1 %. Le taux de peptide-C est de 2,6 pmol/ml. Le profil lipidique est correct. La filtration glomérulaire est normale à 78 ml/min/1,73 m^2. La recherche d'une microalbuminurie est négative.

Au vu de l'ensemble des éléments du dossier, le traitement a été modifié par une diminution drastique (50 %) des doses d'insuline afin d'éviter les hypoglycémies et les dommages cérébraux collatéraux qui auraient pu s'ensuivre chez un patient développant une maladie neurodégénérative. Une forte recommandation a été faite pour que le traitement, en particulier l'insuline, soit maintenant exclusivement géré par un membre de la famille et/ou une infirmière à domicile.

Cette observation doit attirer l'attention des cliniciens sur l'importance d'un dépistage systématique à l'interrogatoire de tout trouble comportemental qui pourrait, chez une personne âgée, interférer avec le traitement du diabète et sa gestion quotidienne. L'intérêt déterminant de l'interrogatoire des proches est aussi mis en relief. En cas de doute, des tests neuropsychologiques ciblés contribuent au diagnostic et à l'approche thérapeutique. Le traitement du diabète doit en effet être adapté, le cas échéant, à la réalité de cette pathologie neurodégénérative de la personne âgée. Ignorer cette équation peut amener à une aggravation des lésions cérébrales et à une perte supplémentaire d'une qualité de vie déjà précarisée. « Le mieux est l'ennemi du bien ».

23. Une patiente diabétique en difficulté avec son insuline

Isabelle Bourdel-Marchasson

Un médecin demande une consultation mémoire pour une de ces patientes diabétiques âgée de 90 ans, Mme BG. Cette dame a un tempérament très indépendant et fait ses courses, son ménage, ses repas, ses comptes et ses injections d'insuline. Cependant cette dame est désorientée depuis 6 mois, se trompe dans ses rendez-vous et est de moins en moins dynamique voire apathique. Elle oublie d'éteindre son gaz, confond les jours mais fait bien illusion. Son médecin décrit un carnet de glycémie qui est mal tenu et qui n'est pas apporté à la plupart des consultations. Mais les glycémies seraient correctes, c'est-à-dire le matin inférieures au gramme. En fait, au moment du contact téléphonique, Mme BG n'est pas volontaire pour un bilan cognitif et c'est son fils qui parvient à la persuader de venir consulter.

Le diabète a été découvert il y a 20 ans et elle est traitée par insuline depuis 5 ans sans association d'antidiabétiques oraux car sa clairance de la créatinine fluctue entre 30 et 35 ml/min. L'origine exacte de la néphropathie n'est pas établie. Elle a bénéficié d'une consultation ophtalmologique cette année, qui n'a pas montré d'atteinte rétinienne mais sa vision est mauvaise du fait d'une intervention sur la cataracte qui se serait « mal passée ». Elle pèse 60 kgs pour une taille de 1m55. Sa TA est mesurée en position couchée à 110/60, sans diminution à l'orthostatisme. Les pouls périphériques ne sont pas perçus et le test au monofilament n'est pas interprétable car elle répond à côté. Elle n'a pas vu de cardiologue depuis longtemps et son médecin est très réticent à l'idée d'en faire « trop ».

On constate des tremblements intermittents des deux membres supérieurs survenant uniquement lors de la préhension et s'aggravant aux émotions. Il existe depuis plus d'un an des troubles de la marche avec « déséquilibre » et une chute est survenue il y a un mois en dehors de tout malaise.

La marche se fait avec un pas un peu raccourci, un demi-tour décomposé, une diminution du balan des deux bras plus marquée à droite, et globalement un « *timed up and go test* » mesuré à 25 s (normal < 12 s). Il n'y a pas de déficit sensitivo-moteur et les réflexes ostéotendineux sont symétriques et non vifs. Il existe une bradykinésie du membre supérieur droit et une roue dentée bilatérale plus marquée à droite, mais pas de tremblement de repos, tout au plus un tremblement d'attitude et légèrement d'action.

L'examen des paires crâniennes est normal.

Il n'y a pas de trouble de déglutition.

Par ailleurs, il n'y a pas de micrographie.

Le MMS est à 25/30 avec rappel de 2 mots sur 3 et des difficultés au calcul mental (2 opérations réussies). La figure est mal exécutée (Figure 23.1).

Son traitement comporte une statine, un antiagrégant plaquettaire et un bêta-bloquant cardio-sélectif. Son schéma insulinique comporte 2 injections avec deux insulines différentes : une prémix avec 30 % de rapide le matin, 10 U et une NPH 14 U le soir.

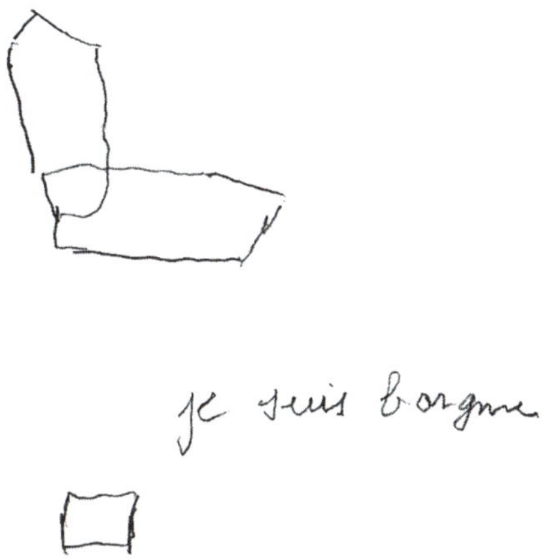

Figure 23.1 – la figure et la phrase du MMSE.

Selon ses dires, car elle n'a pas son carnet, sa glycémie est à 0,90 g/l le matin et 1,80/l le soir. Il n'y a pas d'anomalie biologique majeure mais une carence modérée en vit B12 et son HbA1c est à 8,4 %.

Le scanner cérébral évoque une leucoencéphalopathie : lacunes en regard des noyaux gris centraux droits et au niveau de la capsule externe gauche, hypodensités de la substance blanche périventriculaire et atrophie corticale (dont temporale) (Figure 23.9).

Un bilan cognitif plus approfondi est demandé.

Cognition :

Test de l'horloge 3/7 (Figure 23.2)

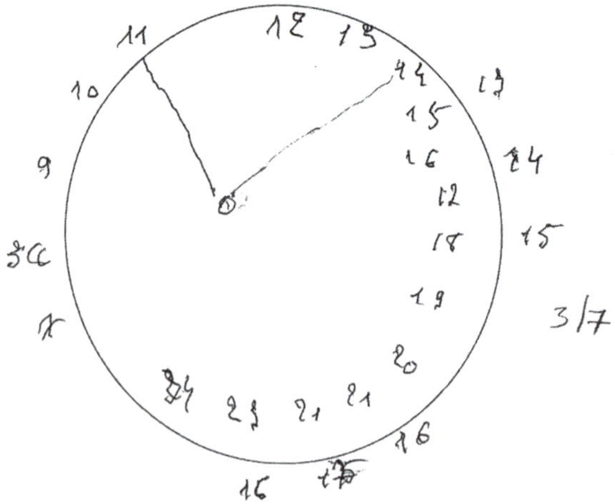

Figure 23.2 – Test de l'horloge.

Test de Grober et Buschke : rappel immédiat complet (16 mots), chute des performances au rappel libre mais reste dans la moyenne. En rappel libre différé, elle retrouve 6 mots et récupère tout avec indiçage (Figure 23.3).

Rétention visuelle et reconnaissance visuelle au Benton normales.

La gêne visuelle ne permet pas de faire correctement les *Trail Making Test* A et B. Globalement les consignes sont retenues mais le temps pour les effectuer est très long : 285 s pour le A et 354 s pour le B.

Au *set test* d'Isaac, en 1 minute, elle retrouve 13 animaux, 14 villes, 12 fruits et 12 couleurs. Le score est faible mais dans les normes.

Le test de barrage de Zazzo est effectué lentement avec des erreurs (Figure 23.4).

			Rappel 1		Rappel 2		Rappel 3		Rappel différé	
Catégorie	**Item**	**RIM**	**RL1**	**RI1**	**RL2**	**RI2**	**RL3**	**RI3**	**RLD**	**RID**
poisson	hareng	+	+		+		+		+	
vêtement	gilet	+		+		+	+			+
jeu	domino	+		+	+		+			+
fleur	jonquille	+		+	+			+		+
profession	dentiste	+		+	+		+			+
fruit	groseille	+	+			+	+		+	
métal	cuivre	+		+	+			+		+
inst.mus.	harpe	+		+		+		+	+	
oiseau	mésange	+ au 2e	+			+	+		+	
arbre	tilleul	+	+			+		+	+	
sport	judo	+	+		+		+			+
légume	céleri	+		+		+		+		+
danse	valse	+	+			+		+		+
maladie	rougeole	+		+		+		+		+
meuble	tabouret	+		+	+		+		+	
science	géographie	+		+		+		+		+
	Rép. correctes		6	10	7	9	8	8	6 (8)	10
	Score total (RL + RI)		16		16		16		16	
	Faux									
	Doubles									

Réactivité 100 %

Réactivité normes
M = 88,5
10e perc = 57,5

Figure 23.3 – Test de Grober et Buschke.

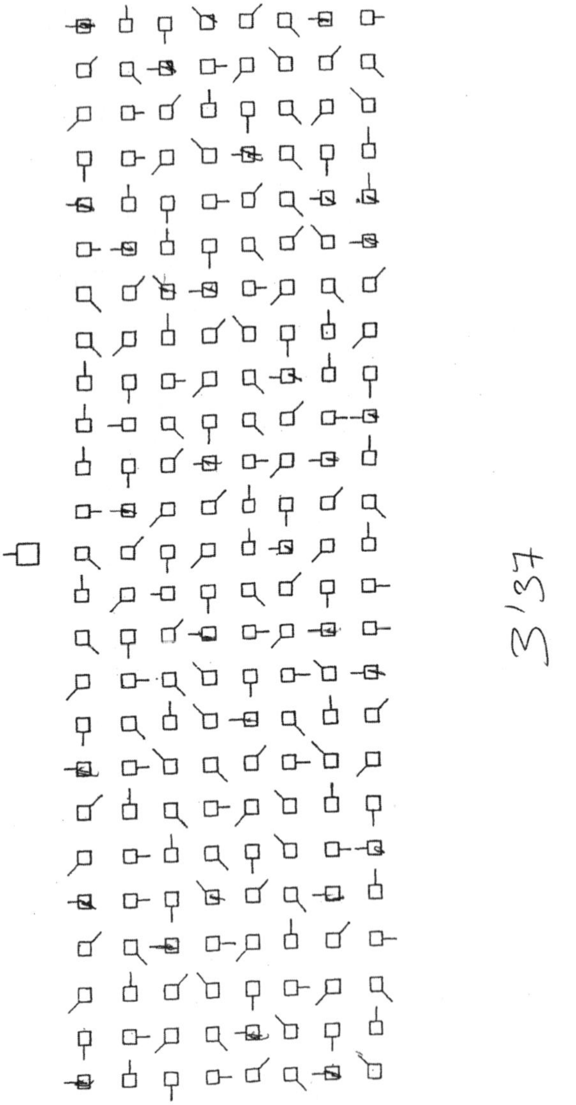

Figure 23.5 – Test du barrage de Zazzo : l'instruction est de cocher tous les signes correspondant au modèle ; il est chronométré.

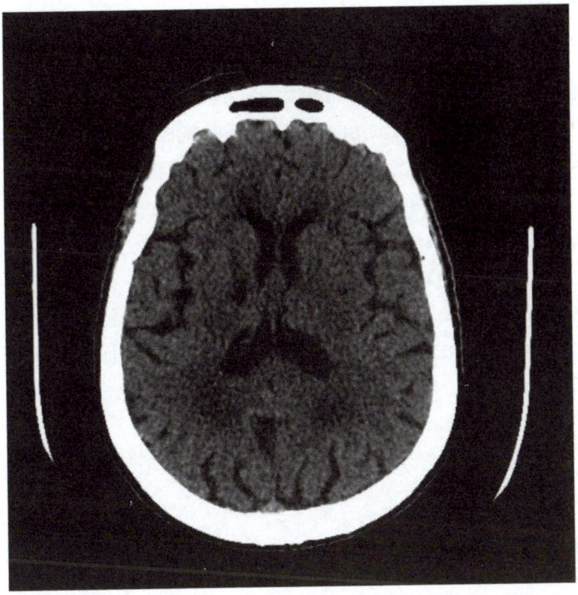

Figure 23.6 – Examen tomodensitométrique cérébral évoquant une leucoencéphalopathie.

Le score d'efficience frontale à la BREF est pathologique à 8/18 avec des persévérations.

En raison de la grande réticence de Mme BG à ce qu'on s'occupe de son diabète, des conseils sont donnés simplement pour diminuer la dose d'insuline du soir de manière à obtenir une glycémie toujours au-dessus de 1,20 g/l et pour maintenir une alimentation à chaque repas mélangeant légumes et féculents.

Mme BG n'a pas été revue.

Commentaires

Cette dame ne présente pas de tableau démentiel mais sa cognition et son état visuel ne lui permettent plus d'être autonome pour la gestion en sécurité de son insulinothérapie. Le test de l'horloge est à ce titre très illustratif de son incapacité à gérer ses glycémies. Il n'y a pas eu de suivi et pas de modification de son schéma insulinique. Sur le plan tensionnel elle est surtraitée avec un produit non adapté. En fait, pour ne pas « l'embêter », elle reçoit un traitement à la fois insuffisant (HbA1c > 8,0 %) et comportant un risque d'hypoglycémies.

L'ensemble des troubles neurologiques, cognitifs et moteurs sont à rapporter à la leuco-encéphalopathie.

24. Quand on vit en institution d'hébergement avec son diabète

Christiane Verny

Monsieur V., âgé de 76 ans, est institutionnalisé en EHPAD depuis 3 ans, du fait d'une autonomie réduite.

Ses antécédents sont un adénome de prostate, des lithiases vésiculaires non compliquées et une intoxication éthylique lorsqu'il était au domicile, ce qui avait également participé au choix de l'institutionnalisation.

Le diabète de type 2 est découvert en 2002 sur un bilan systématique, mais sans suivi ni traitement jusqu'en 2007. Il était alors hospitalisé. Le bilan retrouvait une rétinopathie exsudative, une neuropathie périphérique sensitivo-réflexe, une clairance à 60 ml/min, une atteinte vasculaire diffuse avec une artérite des membres inférieurs, un athérome carotidien bilatéral avec retentissement hémodynamique. Du fait de troubles cognitifs, il a bénéficié d'un bilan psychométrique qui retrouvait : une atteinte des fonctions exécutives, visuo-spatiales, des troubles de la mémoire épisodique et des troubles de l'attention. Le scanner montrait de nombreuses lacunes. Il a été porté un diagnostic de démence vasculaire. Il présentait également des troubles de la marche, décrits comme une astasie-abasie d'origine lacunaire. Il était traité par analogue lent de l'insuline, 8 U le matin. Il est retourné à son domicile, avec un programme de séances de laser, et un traitement de prévention secondaire par statine, antiagrégant plaquettaire et inhibiteur de l'enzyme de conversion (IEC).

Quelques mois après, du fait de problèmes d'observance, il est hospitalisé de nouveau : l'HbA1c est à 9,3 %. Un traitement par antidiabétiques oraux, metformine et répaglinide est débuté ; puis, il est hospitalisé en soins de suite gériatriques. La prise en charge s'y déroule selon plusieurs axes :

– Détermination des objectifs glycémiques : ce patient est relativement jeune, avec une rétinopathie importante, en prévention secondaire sur le plan vasculaire, ce qui constitue des arguments en faveur d'un équilibre strict (HbA1c entre 7 et 7,5 %). Mais il est dément, non observant, avec des possibilités d'éducation limitées, ce qui plaide plutôt en faveur d'un objectif de prévention des hypoglycémies et donc un objectif glycémique moins strict (8 - 8,5 %). L'objectif raisonnable semble être situé entre 7,5 % et 8 %, sans hypoglycémie.
– D'autres objectifs sont déclinés : prévention des chutes (troubles de la marche connus), donc objectif tensionnel raisonnable, sans hypotension orthostatique, et kinésithérapie de renforcement musculaire ; objectif LDL Cholestérol inférieur à 1 g/l : statine à petite dose laissée en place et efficace ; prévention des complications podologiques chez ce patient artéritique et neuropathe (grade podologique 2), par soins de pédicurie par un professionnel ; suivi ophtalmologique régulier, au moins annuel.
– État nutritionnel : les apports alimentaires étaient satisfaisants.
– Choix des modalités de traitement de l'hyperglycémie : l'association metformine-répaglinide n'était pas contre-indiquée (clairance de la créatinine = 60 ml/min),

mais pouvait poser un problème en cas de retour au domicile en raison de la poursuite probable de l'intoxication éthylique. La metformine a dû être arrêtée du fait d'une mauvaise tolérance digestive, même après diminution de la posologie. Tout antidiabétique oral a été arrêté et un traitement par analogue lent de l'insuline, 1 injection par jour, a été mis en place.
– Évaluation sociale : le patient n'était plus assez autonome pour retourner au domicile et avec son accord, il a été institutionnalisé en EHPAD (établissement d'hébergement pour personnes âgées dépendantes)[1].

Il est revu en consultation 4 mois après. Le courrier du médecin coordonnateur rapporte des troubles du comportement à l'arrivée dans l'établissement, à type de refus d'alimentation et d'agressivité envers les soignants. Un traitement par sérotoninergique a été mis en place, avec une efficacité encore insuffisante. L'HbA1c est à 8,5 %. Dans ce contexte difficile, la prévention des hypoglycémies étant la priorité, le schéma insulinique n'a pas été modifié malgré l'absence de respect des objectifs glycémiques fixés.

Trois mois plus tard, l'HbA1c est à 8,8 %. Les dernières glycémies capillaires suivantes (en g/l), sous 30 U d'analogue lent :

Matin	midi	soir
0.9	2.52	1.54
1.14	1.93	1.76
1.05	2.22	1.95

1. Les EHPAD (établissements d'hébergement pour personnes âgées dépendantes) sont des institutions qui correspondent à l'ancienne appellation de maison de retraite mais qui ont établi des conventions financières avec la sécurité sociale française et l'administration. Ces conventions sont assorties de l'obligation de se conformer à un cahier des charges pour la qualité de la prise en charge des résidents.

Le profil est globalement le même tous les jours, avec des glycémies le matin qui se situent dans les objectifs, mais qui sont trop élevées le midi et le soir ce qui explique la valeur trop élevée de l'HbA1c. Selon les soignants de l'EHPAD, il n'a jamais fait d'hypoglycémie, les apports alimentaires sont maintenant tout à fait corrects, et le comportement du patient ne pose plus de problème.

Plusieurs schémas sont possibles :
- soit introduction d'un analogue ultra-rapide le matin et le midi ;
- soit remplacement de l'analogue lent de l'insuline par 2 injections d'une insuline intermédiaire, ou d'un mélange insuline semi-lente, analogue ultra-rapide.

C'est la 2e solution qui a été choisie avec 2 injections de NPH, 20 U le matin, 10 U le soir. L'insuline du soir a dû être progressivement interrompue du fait de glycémies le matin beaucoup trop basses, avec même un doute sur une hypoglycémie au coucher (mais surveillance des glycémies au coucher non réalisable en EHPAD).

Six mois plus tard, il est revu en consultation. L'HbA1c est à 8,5 %. Les glycémies capillaires des derniers jours sont les suivantes :

Matin	midi	soir
1.40	2.07	1.58
1.23	2.02	1.00
1.26	2.25	1.96

Selon le courrier du médecin coordonnateur de l'EHPAD, la prise alimentaire est toujours régulière. Il n'y a pas eu de malaise et le poids est stable. La pression artérielle systolique a été observée à plusieurs reprises supérieure à 150 mmHg et en consultation, elle est de 169/83, sans hypotension orthostatique. Du fait de l'atteinte rétinienne, un effort doit être fait pour améliorer les équilibres glycémique et tensionnel, sans hypoglycémie ni hypotension orthostatique. L'insulinothérapie a été modifiée : à la place de la NPH du matin, un mélange fixe comportant 30 % d'analogue ultra-rapide a été prescrit le matin et un inhibiteur calcique a été ajouté au traitement par IEC.

Commentaires

La prise en charge d'un diabétique âgé non autonome doit être globale. Le choix de l'objectif glycémique doit tenir compte des complications existantes, surtout microangiopathiques, mais aussi du risque hypoglycémique.

Il peut être nécessaire de faire passer le diabète au second plan pendant quelque temps afin de régler les problèmes gériatriques. Dans cette observation, les troubles du comportement liés à l'entrée en institution et à la démence devaient être pris en compte de façon prioritaire. L'équilibre psychologique étant atteint, le schéma insulinique optimal et individualisé peut être mis en place, associé à une surveillance régulière et attentive.

25.
Un patient consultant pour une plainte mnésique avec un diabète de découverte récente

Isabelle Bourdel-Marchasson

Mr BN., 76 ans, se présente à la consultation gériatrique pour l'évaluation d'un trouble cognitif connu depuis plusieurs années dans un contexte de deuil pathologique (décès d'une petite-fille) mais avec une très récente aggravation. Il était inspecteur de l'Éducation Nationale et a eu 3 enfants vivant dans la même région que lui et son épouse. Il a toujours une activité associative sportive (foot) dans la commune rurale où il vit. Il est logorrhéique et fait des jeux de mots faciles, « c'est pour rendre la vie plus légère » dit-il. Il conduit sa voiture et dit avoir parfois du mal à retrouver sa route. Deux chutes sont survenues cette année, toutes deux après avoir trébuché alors qu'il se promenait à l'extérieur. Il semble qu'il n'y ait pas eu de malaise mais un étourdissement alors qu'il se relevait avec l'aide de son épouse. Celle-ci raconte qu'il est régulièrement en train de recompter ses petits-enfants. Enfin il mange beaucoup et aurait tendance à se négliger. En aparté elle le décrit comme irritable et verbalement agressif envers elle lorsqu'il se trouve en difficulté, par exemple lorsqu'il ne reconnaît pas certaines personnes qu'il est censé connaître ou qu'il a du mal à retrouver son chemin. Elle rapporte tous ces événements au deuil de sa petite fille.

Mr BN. pèse 90 kgs pour une taille d'1m78. Il aurait pris 10 kgs il y a 5 ans. Il est hypertendu depuis 20 ans et un diabète a été découvert l'année dernière sur une glycémie à jeun de 1,50 g/l. Il n'y a pas de signes neurologiques en foyer à l'examen, pas de trouble du tonus. La marche est sans anomalie.

Son traitement comporte un inhibiteur de la recapture de la sérotonine non sélectif (IRSNS), une statine, une association sartan/hydrochlorothiazide et de la metformine 1 g matin et soir. Sa glycémie à jeun est à 1,05 g/l, la créatinine à 80 µmoles/l (clairance de la créatinine selon la formule de Cockroft 73 ml/min, selon celle de la MDRD 82 ml/min), l'HbA1c à 6,2 % et le ionogramme et les dosages vitaminiques sont dans les normes

L'hypothèse d'un surdosage en IRSNS est évoquée avec une possible inversion de l'humeur. La posologie est dans un premier temps réduite, et enfin le produit est arrêté. Six mois plus tard, son épouse décrit une réduction très significative des manifestations d'irritabilité mais les troubles dont se plaint Mr BN. persistent. En particulier il mange de plus en plus et pèse maintenant 95 kgs. Le MMS varie selon les moments au cours des différents examens entre 24 et 29/30. Les points sont perdus sur le rappel d'un ou deux mots, ou partiellement sur les ordres ou enfin dans l'épreuve de calcul.

Le scanner cérébral évoque une leuco-encéphalopathie. Il existe une atrophie corticale associée. La passation d'un bilan cognitif est décidée Figure 25.1.

	NORMES	
MMS MMSE.doc	(PAQUID) M=29 Q1=27	30/30
GROBER et BUSCHKE –	(Les 3 Cités)	
RIM RIM.doc	M=16 Q1=14	16
RL 1+ RI 1 RL1.doc	RL1 : M=7 Q1=5	3+9
RL 2 + RI 2 RL2.doc	RL2 : M=8 Q1=3,5	6+5
RL 3 + RI 3 RL3.doc	RL3: M=9 Q1=5,5	4+7
RLD + RID RDL.doc	RLD: M=9 Q1=4,5	7+4
Reconnaissance	16 SP=15	16
Réactivité aux indices de rappel RI.doc	M=89 Q1=61,2	55,25%
Intrusions Intrusions RL RI.doc		2
MEMOIRE DES CHIFFRES	(WMS-R)	
mém chiffres.doc Ordre direct	5,9 (+/-1,9)	6
Ordre inverse	4,2 (+/- 1,8)	4

RL, rappel libre, RLD, rappel libre différé, RI, rappel indicé, RID, rappel indicé différé.

	>3.4	6/6
TMT	(Allain)	
TMT A	<155,7 sec	24/24 en 40''
TMT B	<292,8 sec	23/24 en 155''
STROOP	(Golden)	
Lecture	m=94; >74	93
Couleur	m=69; >54	67
Conflit	m=27; >17	31
Score interférence	> -10	-6,9
BARRAGE DE ZAZZO	(PAQUID)	
Points Barrage pts.doc	M=29 Q1=28	29
Temps Barrage tps.doc	M=68 Q1=55	81''
SIMILITUDES Sim.doc	(PAQUID) M=8,9 Q1=+8	8/10
SET TEST d'ISAAC	(PAQUID)	
Couleurs		9
Animaux		12
Fruits		7
Villes		14
Score total 15 sec Set test 15sec.doc	M=29 Q1=23	21
Score total 60 sec Set test 60sec.doc	M=65 Q1=53	42
FIGURE DE REY Copie	M=32 ET=1.8	31
Reproduction de mémoire	M=22 ET=4.9	Non effectuée
HORLOGE		5/7
COPIE D'UN CUBE	(BEC 96)	
sans modèle	/6	/6
Avec modèle	/6	/6
DO 80	(Metz-Lutz)	**67/80**
Niveau de scolarité < 9 ans	M=74.56 SP=64	
Niveau de scolarité > 9 ans	M=76.16 SP=69	
BREF		
Similutudes		3/3
Evocation lexicale		2/3
Comportement de préhension		0/3
Séquences motrices de Luria		1/3
Consignes conflictuelles		3/3
Go / no go		1/3
Total	Score patho si ≤12	10/18
GDS	(Yesavage) Pathologique si >5	4/15
Reconnaissance des visages célèbres		

Figure 25.1 – Bilan cognitif.

Le bilan orthophonique rapporte une dysarthrie. À l'expression orale, il existe un manque du mot, une réduction langagière mais la compréhension est conservée. Lors de l'expression écrite le niveau est bon mais les difficultés se manifestent quand la longueur augmente : répétition, perte partielle du sujet.

Mémoire : les mots de Rey : 19 rappels sur 75.

Épreuve des barrages de Zazzo : temps < 3 écart-types de la norme pour l'âge.

Une consultation psychiatrique est organisée. Le psychiatre ne perçoit pas de symptomatologie psychiatrique particulière mais propose une sédation avec un produit apparenté aux neuroleptiques.

L'hypothèse d'une démence sémantique ou d'une démence fronto-temporale est évoquée et une scintigraphie HMPAO (Figure 25.2) est organisée.

Le diagnostic retenu est celui d'un syndrome dysexécutif probablement lié à une microangiopathie cérébrale chez un patient antérieurement porteur d'un trouble de l'humeur.

Figure 25.2

Au niveau du cortex temporal :

- **Hypoperfusion bilatérale prédominant au niveau des deux pôles et du cortex temporal interne peut-être un peu plus marqué du côté droit.**
- **Il apparaît également une hypoperfusion au niveau du cortex temporal supérieur gauche.**
- **À noter que le parenchyme apparaît sur le plan morphologique particulièrement atrophié et il est difficile de faire la part des choses entre une hypoperfusion et des anomalies en rapport avec un effet de volume partiel.**

Au niveau du cortex frontal, nous retrouvons une hypoperfusion modérée en regard du cortex cingulaire droit.

Le reste du parenchyme cérébral apparaît sensiblement normal par rapport à l'âge avec une bonne épaisseur corticale, notamment au niveau du reste du cortex frontal ainsi que du cortex pariétal et occipital.

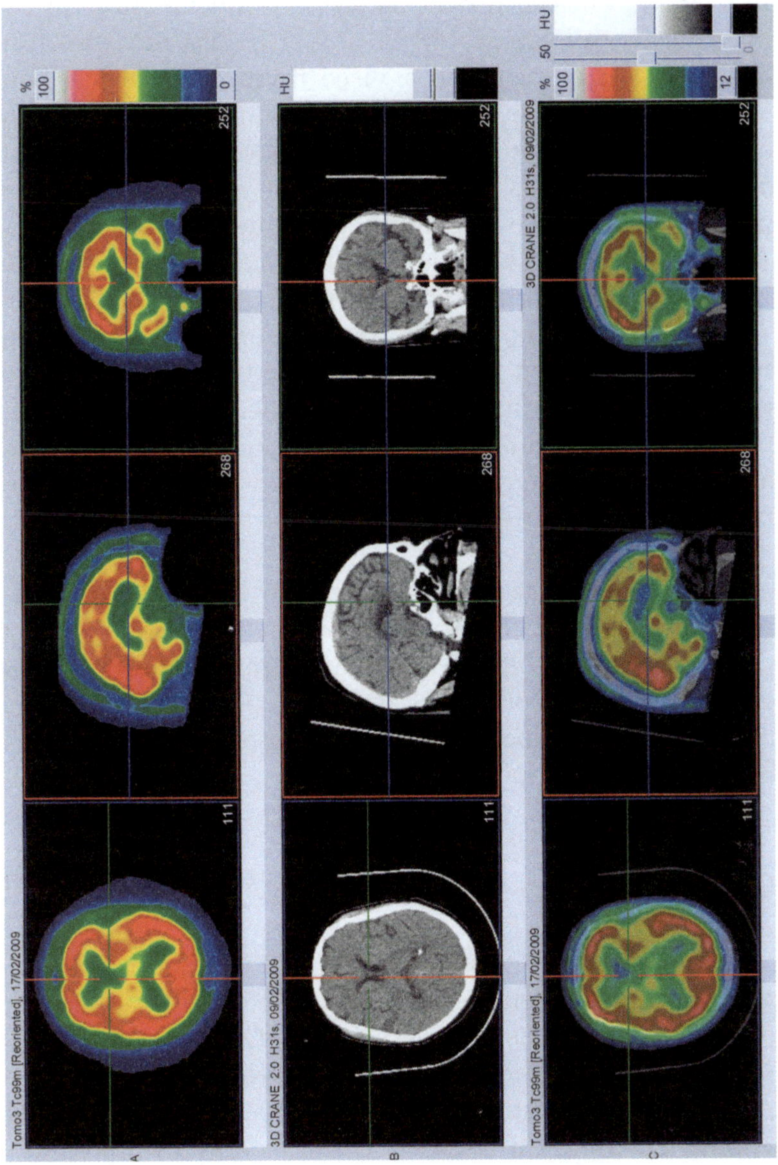

Figure 25.2 – Scintigraphie cérébrale HMPAO.

Il est revu 6 mois après et les troubles du comportement se sont modifiés. Il n'y a pas eu de nouvelle chute ni de malaise. Du gliclazide LM 30 mg, 1 cp/j a été introduit ainsi que du valpromide à visée thymo-régulatrice. Son MMS est à 25/30 et il a du mal à poursuivre la prise en charge orthophonique car il est plutôt sédaté. L'HbA1c est à 5,80 %. Son poids est peu modifié (93 kgs). Il participe peu aux activités de son club depuis quelques semaines.

Une révision du traitement conduit à arrêter le gliclazide et le valpromide (après diminution progressive des doses).

Trois mois plus tard, un nouveau bilan cognitif est effectué : le MMS est à 29/30. Le test de Grober et Buschke (16 items) montre un rappel libre immédiat (12/16) et différé (3) réduits et améliorés par l'indiçage. Le score obtenu à la BREF (Batterie rapide d'évaluation frontale) de 14/16 n'est pas évocateur d'un syndrome frontal.

Mr BN. revient un an plus tard. Il n'y a pas eu de nouveau changement thérapeutique. Son comportement est plus apathique malgré l'arrêt du valpromide. Son poids est de 92 kgs et son MMS est à 27/30 avec deux oublis au rappel des 3 mots. L'HbA1c est dosée à 6,5 %. Le suivi cognitif sera poursuivi.

Commentaires

Ce patient avait probablement une personnalité particulière antérieurement. Les troubles des conduites alimentaires ont occasionné une surcharge pondérale avec un syndrome métabolique. Les conséquences cérébrales peuvent en être cette leucoaraiose [20 ; 21]. Un diabète est apparu au cours du suivi et cette affection a pu être surcorrigée, ce qui a pu modifier la présentation des troubles comportementaux. Les anomalies du comportement alimentaire ont réagi au thymo-régulateur mais celui-ci a occasionné une réduction des activités et ce malade a probablement été surdosé en sulfamides. Un équilibre relatif autant pour le contrôle glycémique que pour le poids et la cognition a été trouvé au bout de 2 ans de suivi (Figure 25.3). Mr BN. doit continuer à être évalué sur le plan cognitif car il s'est montré très fragile. Une évolution vers une démence mixte est très possible comme l'évoque la persistance de l'apathie.

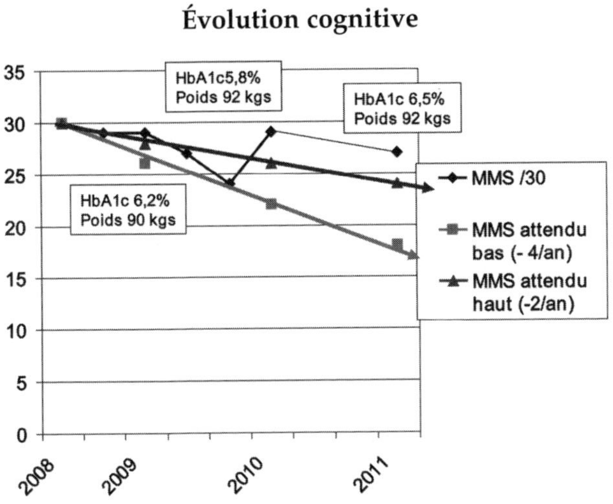

Figure 25.3 – Évolution à la fois du MMS et du contrôle glycémique.

26.
Quand l'aidant n'aide pas

Patrice Brocker

Madame P., âgée de 82 ans, est hospitalisée pour un diabète déséquilibré (HbA1c : 10,8 %). Ce diabète de type 2 a été découvert il y a 12 ans. À l'entrée dans le service, elle présente un état confusionnel. La patiente est logorrhéique et manifeste un déni total de toute pathologie. Dans ses antécédents notables, le médecin traitant nous rapporte une HTA, un glaucome de l'œil droit et une arthrose diffuse.

Son traitement habituel comporte : glibenclamide 4 mg par jour, metformine 500 2 fois par jour, extrait de Ginko biloba, 3/jour, une association tramadol/paracétamol 2/jour, un sartan, un antihypertenseur central, une benzodiazépine de demi-vie intermédiaire le soir et un traitement ophtalmologique local par bêta-bloquant non sélectif.

Sa sœur de 85 ans s'occupe d'elle depuis quelques mois en lui préparant ses repas, et nous avoue que Madame P. a bien changé depuis 3-4 mois : « *elle mange moins bien (pas de notion de poids antérieur), ne veut plus sortir du domicile et trouve qu'elle perd un peu la tête* ». Avant, elle était apparemment autonome au domicile pour tous les actes de la vie quotidienne.

À l'examen, la patiente pèse 72 kg pour une taille de 1m63 (IMC = 27 kg/m^2). Sa tension artérielle est à 110/60 mmHg.

Sur le plan biologique, on note une glycémie à jeun à 1,88 g/l, une CRP à 3 mg/l, une clairance de la créatinine (selon la formule de Cockcroft) à 41 ml/mn, une natrémie à 146 mmol/l, une albuminémie à 31 g/l. Le reste du bilan, en particulier lipidique, est sans particularité.

Madame P. est veuve depuis 8 ans, sans enfant, et a de petits revenus.

Une évaluation gérontologique réalisée quelques jours après l'hospitalisation montre une régression de l'état confusionnel, une GDS à 3/15, un MMS à 21/30, un test de l'horloge à 0/7 et une IADL à 4/4. Le bilan podologique met en évidence un hallux valgus bilatéral et un chaussage inadapté.

Madame P. n'a jamais bénéficié d'une éducation thérapeutique pour son diabète. Une HbA1c était réalisée 1 à 2 fois/an, elle consultait un ophtalmologue deux fois par an (absence de rétinopathie), et le dernier ECG (sans particularité) remontait à 3 ans.

Globalement, cette patiente âgée en perte d'autonomie présente un diabète déséquilibré, une dénutrition modérée et un syndrome démentiel débutant probable.

Commentaires

Cette dame pose plusieurs questions : Quelle prise en charge médicale et quel suivi ? Maintien à domicile ou institutionnalisation ?

Compte tenu de la polypathologie et de l'état de dépendance de la patiente et de sa fonction rénale, une modification des thérapeutiques est impérative avec arrêt des antidiabétiques oraux compte tenu des risques métaboliques : risque d'hypoglycémies sous sulfonylurée, risque théorique d'acidose lactique sous metformine. Un traitement par insuline est mis en route (analogue lent glargine) avec mise en place d'une alimentation hypercalorique hyperprotidique pour lutter contre la dénutrition. L'objectif d'une HbA1c entre 8 % et 8.5 % paraît raisonnable. Le traitement antihypertenseur est revu à la baisse avec une diminution de la dose du sartan.

L'éducation thérapeutique de la patiente est impossible compte tenu de l'état cognitif. Sa sœur, l'aidant naturel, refuse de prendre en charge la responsabilité du suivi médical compte tenu de son âge et de ses propres difficultés. La patiente et la sœur refusant l'institutionnalisation, Mme P. retourne à domicile avec mise en place d'aides comportant en particulier le passage d'un(e) infirmier (ère) deux fois par jour pour la surveillance et l'observance thérapeutique. En accord avec le médecin traitant, une demande d'Aide Personnalisée à l'Autonomie (APA) qui est une aide financière ainsi qu'une demande d'aide sociale (petits revenus et absence d'obligés* alimentaires) sont envisagés en prévision d'une éventuelle demande d'institutionnalisation si le maintien à domicile est un échec.

Note : l'obligé alimentaire a l'obligation légale en France de subvenir aux besoins de base de son parent, c'est-à-dire lui fournir le gite et le couvert. Cette loi établie sous Napoléon premier concerne les ascendants et les descendants d'une personne sur deux générations mais pas les collatéraux (fratrie). Pour l'obtention et le calcul du montant d'une aide sociale, seule une génération est concernée.

27. Jusqu'où aller chez un patient très âgé ?

Thierry Constans

Une femme de 93 ans est adressée en consultation de gériatrie en janvier 2009 pour équilibrer un diabète de type 2 connu depuis 20 ans, traité par sulfamide (glibenclamide 5 mg, 2 comprimés/jour) et inhibiteur de l'alpha-glucosidase (acarbose, 50 mg 3 fois/jour). La patiente présente en outre une hypertension artérielle sévère, traitée par 4 antihypertenseurs (inhibiteur de l'angiotensine 2, hydrochlorothiazide, inhibiteur calcique et antihypertenseur central), une arythmie complète par fibrillation atriale traitée par un antivitamine K (Warfarine®) et une dégénérescence maculaire liée à l'âge (DMLA) assez peu invalidante. L'INR est dans la zone thérapeutique. La fonction rénale est altérée (créatinine plasmatique 134 µmol/L pour une taille de 1m50 et un poids de 54 kg ; clairance estimée : 34 ml/min par la formule MDRD et 20 ml/min par celle de Cockcroft). L'équilibre glycémique est mauvais (HbA1c = 8,9 %). La microalbuminurie est inférieure à 30 mg/l.

L'examen clinique retrouve principalement une petite plaie récente de la face dorsale du second orteil gauche, compliquée d'une inflammation de l'avant-pied. Un syndrome inflammatoire est présent : CRP : 52 mg/L. La patiente vit seule, est autonome pour tous les actes de la vie quotidienne ; elle reçoit simplement de l'aide pour les courses et des visites fréquentes de ses enfants. Ses fonctions cognitives sont intactes (MMS = 29/30) et elle a le souhait de bien équilibrer son diabète pour éviter les complications et garder son autonomie. L'échographie artérielle des troncs jambiers montre une bonne perméabilité et l'indice de pression systolique est de 1,1 pour une normale comprise entre 1 et 1,3. Une insulinothérapie est débutée (glargine et analogue rapide), ainsi qu'une antibiothérapie par synergistine (2 g par jour pendant 14 jours). L'équilibre glycémique obtenu est de bonne qualité.

L'infection locale du pied régresse rapidement : en une semaine, l'inflammation de l'avant-pied diminue significativement. La plaie persiste environ 5 mois avant de cicatriser complètement. Une zone hyperkératosique persiste mais est régulièrement arasée manuellement. La peau des pieds est graissée quotidiennement. Des chaussures permettant une décharge des zones de pression sont prescrites. Avec ces soins, l'autonomie est maintenue et la patiente reste à son domicile. Les injections d'insuline sont faites le matin par une infirmière libérale (glargine + analogue rapide) et le soir par la patiente elle-même, la seringue étant préparée le matin par l'infirmière. L'injection du midi a été supprimée entre temps. L'équilibre est excellent (HbA1c = 6,5 %). Les malaises hypoglycémiques sont rares, moins de 1 par mois, et bénins, survenant habituellement vers midi.

La patiente est hospitalisée en mars 2010 pour une chute, en dehors de tout épisode d'hypoglycémie, ayant entraîné une plaie de la face et un hématome du psoas. Le traitement anticoagulant est provisoirement arrêté. La patiente décide avec ses enfants de ne pas regagner son domicile et d'entrer en maison de retraite, par crainte d'une nouvelle chute. Il s'agissait d'une première chute, la patiente connaît bien son traitement et souhaite éviter l'accident vasculaire cérébral ischémique : le traitement par AVK est donc repris d'autant que la surveillance en maison de retraite sera facilitée.

En décembre 2010 la fonction rénale était médiocre mais stable depuis 2009. En novembre 2011 elle se dégrade brusquement : la créatinine plasmatique augmente à 212 µmol/l et ce taux est confirmé après hydratation volontairement forcée (201 µmol/l). Parallèlement, la pression artérielle a aussi augmenté : elle est contrôlée à plusieurs reprises entre 145 et 165 mm Hg de systolique et 95 et 100 mm Hg de diastolique. Il n'y a pas d'hypotension orthostatique. La microalbuminurie est à 150 mg/l. Une petite plaie punctiforme est réapparue en regard de la face dorsale d'une articulation inter-phalangienne du pied droit. En revanche l'équilibre glycémique est toujours bon : 6,5 % en janvier 2012 sans hypoglycémie majeure.

Commentaires

La question se pose d'augmenter la thérapeutique antihypertensive chez cette femme très âgée (elle aura 96 ans dans l'année), au risque de provoquer des hypotensions et des chutes. La cognition est toujours intacte, le souhait de vivre toujours présent : la patiente aimerait apprendre à utiliser un ordinateur pour entrer en contact par Skype avec sa petite fille vivant aux USA. Mais elle hésite, se disant qu'à son âge, elle n'y arrivera pas ! Au plan thérapeutique, elle souhaite privilégier la qualité de vie aux dépens de la durée de vie.

La décision prise temporairement est d'augmenter très progressivement le traitement antihypertenseur...

28.
Une dame âgée et sa pompe à insuline

Pierre Lecomte

Madame B., femme de 80 ans diabétique de type 2 depuis 1957 et traitée par insuline depuis 1978, se plaint en 2005 d'un équilibre insuffisant de son diabète : HbA1c 8,2 %. Elle fait partie des personnes à vieillissement réussi et est par ailleurs bien aidée par son mari. Elle est alors traitée par glargine 26 U le matin et analogue rapide 5 U le matin, 9 à 10 U le midi et 14 à 15 U le soir.

Elle bénéficie par ailleurs d'un traitement antihypertenseur comportant une association sartan-hydrochlorothiazide, une spironolactone, un hypocholestérolémiant, une statine et de l'acide acétyl-salicylique 75 mg.

Au niveau des complications, en 2005, il existe un antécédent de panphotocoagulation rétinienne des 2 yeux, une intervention en 1994 pour cataracte des deux yeux, et une vitrectomie de l'œil G en 1999, une scintigraphie myocardique s'est révélée négative, un doppler artériel des membres inférieurs était normal et une sténose stade II des artères carotides était mise en évidence. L'échographie cardiaque a noté une cardiomyopathie hypertrophique du septum, une valve mitrale un peu remaniée avec bonne fraction d'éjection ventriculaire gauche et un suivi cardiologique régulier est en cours. L'auscultation retrouve un souffle systolique de 3/6 aux foyers aortique et mitral sans abolition du B2. L'échographie cardiaque contrôlée en juin 2010 a trouvé une valve mitrale remaniée et calcifiée avec un gradient trans-valvulaire de 5 mmHg. Les cavités droites n'étaient pas dilatées et la fonction systolique ventriculaire G et D satisfaisante. La recherche de microalbuminurie est négative et la perception du monofilament parfaite.

Son souhait est de pouvoir bénéficier d'une pompe à insuline dont elle a entendu parler.

Madame B. a été hospitalisée en secteur de semaine en août 2006 pour qu'elle puisse se familiariser avec le matériel. Les infirmières d'éducation sont très réticentes et craignent une acido-cétose ou des hypoglycémies. La compréhension et les connaissances en diététique sont satisfaisantes et l'adaptation des doses effectuée par la malade est le plus souvent pertinente. Une pompe Animas 2020 est mise en place et la malade s'y adapte très correctement. Son débit de base d'insuline glulisine est de 0,85 U/h et ses bolus de 7 à 8 U le matin, 13,5 U le midi et 13 U le soir. Ses valeurs d'HbA1c sont restées depuis et ceci jusqu'en mai 2011 strictement inférieures à 7,6 %, y compris lors de la découverte d'un cancer du sein en juin 2010 traité par chirurgie et radiothérapie. Un traitement par anti-aromatase est en cours avec quelques douleurs articulaires assez bien tolérées par Madame B.

Plusieurs questions se posent :

Question 1 : le traitement par pompe à insuline chez une femme de 80 ans est-il envisageable ?

Question 2 : avec la dose de statine actuelle, le LDL cholestérol est à 1,10 ou 1,20 g/L. Faut-il renforcer le traitement de statine à cet âge ?

Commentaire

La Pompe à l'insuline

Comme souvent, chez le sujet âgé, il y a peu ou pas de données publiées. L'amélioration de la valeur d'HbA1c sous pompe à insuline en comparaison aux multi-injections (MI) est bien établie pour le diabète de type 1 [60] avec une diminution de l'HbA1c de 0,4 % en faveur de la pompe dans une méta-analyse récente. Les médianes d'événements hypoglycémiques mineurs ou évalués globalement n'étaient pas différentes : 1,9 pour la pompe *versus* 1,7 événement par semaine pour les MI alors que les doses d'insuline utilisées étaient plus faibles sous pompe.

Chez les patients atteints de DT2, il n'y avait pas de différence significative pour le taux d'HbA1c ou l'incidence des hypoglycémies légères entre les deux modes de traitement. Les hypoglycémies sévères (appel à une tierce personne) étaient rares.

Selon la publication récente de 2011 [51], dans le diabète de type 2, le traitement par pompe peut être un outil intéressant chez des patients sélectionnés, caractérisés par un déséquilibre glycémique chronique, une obésité sévère et des besoins en insuline élevés. Ceci n'est pas le cas de notre patiente âgée qui souhaitait « essayer » et améliorer son confort de traitement avec moins d'injections.

Dans l'étude de Herman et coll [52], randomisée en groupes parallèles comparant la pompe à insuline avec lispro *versus* les multi-injections (MI) avec glargine + lispro, chez des patients d'âge moyen 66 ans, la pompe était aussi efficace que les MI à 1 an mais l'amélioration de l'HbA1c n'était pas supérieure.

Deux autres études avec *cross-over* effectuées sur de petits effectifs ont montré une efficacité supérieure de la pompe pour équilibrer les glycémies mais le comparatif n'était pas un basal-bolus.

Une étude rétrospective de suivi plus prolongée [87] sur 102 patients DT2 avec une durée médiane de suivi de 24 mois a montré une amélioration significative de l'HbA1c de 9,3 % à 7,8 % à un an. La pompe a permis d'obtenir une diminution plus importante de l'HbA1c par rapport aux MI (- 0,9 %). La baisse de l'HbA1c s'est maintenue jusqu'à 6 ans. Le gain de poids a été en moyenne de 3,9 kg à 1 an avec une stabilité du poids ensuite. Aucune modification des doses d'insuline n'a été observée entre les 2 schémas thérapeutiques. Il a été souligné que l'amélioration était aussi obtenue chez des patients non complètement autonomes dans le maniement de la pompe, suggérant qu'un handicap léger du malade n'est pas un obstacle si une infirmière à domicile prodigue l'assistance nécessaire. Cela peut donc s'appliquer au sujet âgé.

La qualité de vie est améliorée par la pompe dans plusieurs études mais surtout chez les sujets les plus jeunes : 93 % des sujets avec diabète de type 2 choisissent la pompe pour des raisons de souplesse et de facilité d'utilisation. Les scores ne diffèrent pas chez les sujets plus âgés (66 ans) [86] pour l'évaluation du bien-être physique ou mental par le SF-36.

Une étude polonaise récente de médiocre qualité comparant des sujets diabétiques de type 1 âgés (13 sujets de plus de 50 ans !) à des sujets plus jeunes (111 de moins de 50 ans) montre une baisse de l'HbA1c comparable avec une égale sécurité d'emploi [73].

On peut donc conclure que, même si l'expérience de l'utilisation de la pompe chez le sujet âgé reste à mieux évaluer, il n'y a pas de raison de s'opposer à son emploi chez des sujets âgés ayant un vieillissement réussi, qui souhaitent faire l'effort de s'adapter aux contraintes du traitement, au besoin avec l'aide d'une infirmière les premiers temps et de prestataires à domicile. Au plan individuel, la qualité de vie et l'indice de satisfaction peuvent être élevés même si les rares données publiées ne vont pas dans ce sens.

L'hyperlipidémie

Le traitement de l'hypercholestérolémie chez le sujet âgé reste discuté mais des éléments récents méritent d'être signalés.

Dans son excellente revue [105], C. Verny indiquait la pertinence de l'indication : sujet à haut risque cardio-vasculaire (CV) et, à partir de l'expérience de sous-groupes de grandes études (HPS et CARDS), une efficacité chez les sujets de 65-75 ans au moins égale à celle de sujets plus jeunes et souvent supérieure puisque le risque CV est plus élevé. Pour les sujets de 65-80 ans de HPS, la baisse du risque CV est de 31 % (infarctus du myocarde fatal et non fatal, AVC fatal ou non fatal, mortalité coronarienne, revascularisation) en prévention secondaire. Dans la population à haut risque CV de CARDS chez des sujets âgés de plus de 70 ans, une diminution de 37 % du risque de premier événement CV est obtenu dès la première année de traitement (36 % coronarien et 48 % pour les AVC ischémiques) sans effet significatif sur la mortalité globale, quel que soit le taux de LDL-cholestérol initial.

Il faut mettre en balance les effets néfastes potentiels : toxicité hépatique (foie plus fragile lié à l'âge) et musculaire (du fait de la sarcopénie) et considérer d'autres effets éventuels, notamment le risque de cancer puisque celui-ci augmente parallèlement à l'âge. Les données de HPS (ALAT $\geq$ 4 fois la norme : 0,47 % sous simvastatine *versus* 0,37 % sous placebo ; CPK > 10 fois la normale chez les sujets symptomatiques : 0,13% *vs* 0,05 % sous placebo) et de CARDS (fréquence non augmentée des effets indésirables sous atorvastatine et aucun cas de rhabdomyolyse) semblaient rassurantes. Il est également nécessaire de s'intéresser au rapport coût-bénéfice qui doit être évidemment réévalué à cet âge en fonction de la qualité du vieillissement et du budget du Ministère de la Santé [53].

Une autre réserve potentielle à cet âge (> 80 ans) est l'observance (sujets polymédicamentés, troubles cognitifs). Les interférences médicamenteuses pourraient également altérer la tolérance des statines. Il a été montré que l'adhésion au traitement par statines était augmentée en cas de diabète, d'HTA ou d'événement CV [8]. L'effet de l'âge a été confirmé dans une étude plus récente [37].

Les sociétés savantes (*American Diabetes Association*) conseillent d'utiliser les statines dès que le LDL-cholestérol est supérieur à 1,3 g/L en prévention primaire quel que soit l'âge. Mais il n'y a pas d'indication spécifique chez les sujets de plus de 80 ans.

Plus récemment, l'étude JUPITER [88] utilisant 20 mg de rosuvastatine *versus* placebo dans une grande population de sujets sains d'âge moyen 66 ans (60-71 ans) et ayant à l'inclusion un LDL-cholestérol inférieur à 1,3 g/L et une CRP ultra sensible supérieur à 2 mg/L comme marqueur d'inflammation a démontré avec une médiane de suivi de 1,9 an une diminution du risque CV (44 % pour l'infarctus du myocarde, 48 % pour les AVC, 47 % pour l'angor instable ou les revascularisations, 47 % pour un critère composite (infarctus du myocarde, AVC, décès de cause CV) et 20 % pour la mortalité toute cause. Cette étude signalait un effet identique quel que soit l'âge avec toutefois une tendance à une efficacité moindre chez les sujets de plus de 65 ans. Dans une étude en sous-groupe de l'étude JUPITER de sujets âgés de plus de 70 ans, il a été montré [47] une diminution du risque d'événements CV majeurs de 39 %, légèrement plus faible que chez les sujets plus jeunes mais leur profil de risque initial était différent. En tenant compte de ces différences, un nouveau calcul de réduction de risque atteint 48 %.

Cette étude montrait également l'absence de majoration du risque de myopathie ou de cancer mais une augmentation de l'incidence de diabète, constatation rapportée par les médecins participant à l'étude. Toutefois, il s'agit d'une étude de prévention primaire qui n'est donc pas extrapolable aux sujets âgés et qui ne concerne pas une population de diabétiques.

Un autre aspect étudié récemment et fréquent chez le sujet diabétique âgé est l'insuffisance rénale qui augmente encore le risque CV. Y a-t-il un intérêt à diminuer le cholestérol dans cette population et quels en sont les risques et bénéfices ? Dans une étude randomisée de près de 10 000 patients (âge moyen 62 ans, 23 % de diabétiques, 33 % en dialyse) avec insuffisance modérée à sévère [4], le traitement de 20 mg de simvastatine + 10 mg d'ézétimibe contre placebo pendant 5 ans permet de réduire de 17 % un critère composite d'événements athéroscléreux (infarctus du myocarde non fatal ou mortalité coronarienne, AVC non hémorragique ou revascularisation artérielle quel qu'en soit le site). La diminution d'un quart des revascularisations coronariennes ou de la survenue d'AVC ischémique est très importante dans cette population à très haut risque CV. Ce bénéfice était plus important chez les sujets âgés de plus de 70 ans et chez les diabétiques. Aucune différence significative dans l'incidence des cancers n'a été observée. Il faut mentionner aussi l'étude AURORA [43] qui dans une population d'insuffisants rénaux en hémodialyse a montré une absence d'efficacité de prévention CV avec 10 mg de rosuvastatine.

Deux revues récentes précisent la place du traitement par statines chez le sujet âgé [70 ; 98]. Selon Long, la prévalence des maladies CV à 80 ans est de 79 % chez les hommes et 85 % chez les femmes. Une étude réalisée en conditions habituelles chez près de 15 000 sujets de plus de 80 ans après infarctus a montré une diminution du risque CV en peu de temps, ce qui favorise l'idée d'utiliser les statines chez les sujets à haut risque, quel que soit l'âge [48].

En conclusion, en l'absence de contre-indication médicale, les preuves sont suffisantes pour prescrire une statine chez les sujets de plus de 80 ans avec plusieurs facteurs de risque dont le diabète, puisque cette population est analogue à celle des études. Les résultats d'études coûts/bénéfices sont toutefois indispensables. Certains cas particuliers (patients en dialyse ou avec insuffisance cardiaque systolique) nécessitent des travaux supplémentaires (résultats variables ou négatifs). En prévention primaire, une étude de prévention primaire chez les sujets très âgés est nécessaire, surtout chez ceux qui n'ont pas d'hypercholestérolémie manifeste ou une HTA bien contrôlée [9]. L'apparition de nouveaux cas de diabète devra être particulièrement surveillée même si cette éventualité semble trop rare pour contrebalancer l'effet bénéfique qui serait démontré. En attendant, la prescription doit tenir compte du caractère réussi ou non du vieillissement, de l'espérance de vie, des co-morbidités, de la polymédication et… des souhaits du patient !

29.

80 ans, 60 ans de diabète de type 1 « Je peux le faire encore moi-même ! »

Andrej Zeyfang

Je connais Madame A. depuis seulement 2 ans. Elle a été amenée dans notre service de médecine aiguë la première fois par les secours d'urgence en octobre 2009, en raison d'une hypoglycémie sévère survenue dans le contexte d'un diabète connu depuis de nombreuses années. La patiente attendait à un arrêt de bus et les personnes présentes ont observé une faiblesse grandissante jusqu'à ce qu'en fin de compte, la patiente tombe. SOS Médecins et des secours d'urgence ont été appelés. À l'arrivée du médecin, la glycémie capillaire était à 0,36 g/l.

Madame A. étant diabétique depuis 60 ans, sous insuline depuis le début et aussi parce que son IMC était normal ainsi que ses lipides sanguins , il s'est avéré rapidement, qu'il s'agissait très certainement d'un diabète de type 1. Elle n'a pas senti l'hypoglycémie arriver.

À notre premier contact, j'étais positivement surpris de trouver une dame de 80 ans en aussi bon état général, après 60 ans de diabète. Elle prenait un IEC, un hydrochlorothiazide pour une hypertension artérielle légère et un inhibiteur de la pompe à proton. Elle était traitée par une insulinothérapie intensive et fonctionnelle depuis plusieurs années selon un schéma associant de l'insuline ordinaire 3 fois par jour avant les repas, après et selon la mesure glycémique, ainsi qu'une insuline basale NPH pour une dose totale de 40 U par jour. Elle vivait de manière autonome à son domicile. Elle était suivie par son médecin traitant et aucun diabétologue n'avait été consulté depuis 10 ans. Son HbA1c était à 6,9 %.

À l'hôpital, nous avons tenté de retrouver les raisons de l'hypoglycémie. Madame A. a réagi alors avec un blocage complet, extrême ; en fait elle n'aurait pas voulu montrer son malaise, elle n'aurait eu finalement qu'une petite hypoglycémie, ce qui arrive avec un diabète de type 1 et elle ne voulait pas que l'on se mêle de ses affaires. Elle a quitté 3 jours après l'hôpital à sa propre demande, malgré des chiffres glycémiques variant de 0,54 g à 3,95 g/l et avec l'accord de son fils.

Malheureusement, nous l'avons revue 3 semaines plus tard avec une glycémie élevée. Après la glycémie du matin qui était à 0,38 g/l, la patiente a constaté, dans la soirée, vers 18 heures, un taux de glycémie tellement élevé qu'elle ne pouvait plus le mesurer. C'est ainsi qu'elle a décidé de s'injecter 22 U d'insuline ordinaire. Elle s'est ensuite sentie mal ; redoutant une hypoglycémie, elle s'est présentée à l'accueil des Urgences de l'hôpital. À son admission, sa glycémie était à 2,97 g/l.

Madame A. avait une infection urinaire qui a été traitée par antibiotiques. Son schéma insulinique a été modifié : au lieu d'une NPH elle a reçu 3 injections d'insuline detemir. Le calcul des doses de bolus en fonction des glucides du repas a été remplacé par un tableau de doses déjà calculées en fonction uniquement de sa glycémie. Nous avons tenté de lui faire accepter un objectif thérapeutique à 7,5 % d'HbA1c [112]. Encore une fois, Madame A. n'était absolument pas prête à confier son insulinothérapie à un soignant. Cinq jours après son admission, lors d'une nouvelle tentative faite pour la persuader de modifier son traitement, elle est partie contre avis médical sur un coup d'éclat.

Quelques semaines plus tard, elle a à nouveau été admise en urgence pour une hypoglycémie (glycémie : 0,32 g/l). Madame A. fut plus coopérante, elle a même donné son accord pour une évaluation gériatrique. Celle-ci a apporté les résultats suivants :

– GDS (*geriactric depression scale*) 4 items : 0/4, pas de symptôme dépressif.
– Test de l'horloge : 1 anomalie sur 7.
– MMS à 24/30 : elle a été rapidement dépassée par les tests, surtout pour le calcul et pour épeler le mot « monde » à l'envers.

Nous lui avons expliqué que les facultés cognitives explorées étaient très importantes pour pouvoir gérer correctement une insulinothérapie. Malgré cela, tous les déficits ont été niés par la patiente et par son fils « je continuerai à me piquer moi-même ». Il s'agissait d'un diabète de type 1 très labile, difficile à équilibrer. En effet, même à l'hôpital, nous ne sommes pas parvenus à l'équilibrer de manière satisfaisante. Les hypoglycémies pouvaient s'expliquer en partie par des repas tardifs et irréguliers mais également par des erreurs dans le choix des doses d'insuline. En effet, Madame A. avait du mal à se servir des tableaux de doses que nous lui avions fournis [108]. Un autre petit séjour dans le service pour hypoglycémie a eu lieu 4 semaines plus tard, mais en dehors de cet épisode, elle se portait toujours étonnamment bien.

En janvier 2010, une nouvelle hospitalisation liée, encore une fois, à une hypoglycémie s'est produite. De petits changements de doses ont conduit à des excursions glycémiques à 4,00 g/l. Nous avons constaté une nette aggravation de son trouble cognitif. Nous avons essayé de lui faire comprendre qu'elle se mettait en danger par la non-perception de l'hypoglycémie et nous avons essayé, encore une fois, de lui faire accepter un objectif d'HbA1c de 7,5 à 8,0 %. L'évaluation gérontologique montrait les résultats suivants :

- GDS 4 items, pas de symptôme : 0/4
- Test de l'horloge : 2 anomalies sur 7
- MMS : 16/30

L'orientation dans le temps, le calcul et la mémoire étaient plus particulièrement altérés. Le test chronométré de comptage d'argent était à 95 secondes. Ce test était disponible depuis peu dans l'unité, car nous avions récemment validé ce test comme un instrument de mesure de la capacité à gérer de manière seule l'insulinothérapie [111] (Figure 29.1).

Trois mois plus tard, elle a été admise en chirurgie après une chute sur hypoglycémie. Elle s'est à cette occasion, fracturée la clavicule et plusieurs côtes. À ce moment, nous avons pu lui faire accepter une aide extérieure pour les injections et nous sommes passés à 2 injections de prémix : 20 U le matin et 10 U le soir. Les premiers temps, la situation était plutôt bonne. Dès qu'elle a pu à nouveau bouger son bras droit, elle a repris l'insulinothérapie intensive, comme elle en avait l'habitude.

Finalement, ce n'était pas une si mauvaise idée que cela car ses repas étaient très irréguliers, voire absents, et le schéma par prémix n'était pas adapté. L'admission actuelle était liée à des convulsions sur hypoglycémies sévères. Aujourd'hui, elle fait toujours, elle-même, ses injections selon le schéma intensif. Elle a à présent une dose préétablie d'insuline rapide après les repas selon une dose calculée de manière simple, en fonction de ce qui a été effectivement mangé. Son fils vient régulièrement, 2 fois par jour, chez elle et contrôle l'administration de l'insuline basale matin et soir. Depuis 3 mois cela se passe bien.

Cette histoire expose le problème d'un nouveau type de patient : le diabétique de type 1 qui a vieilli et qui présente un véritable défi pour les diabétologues et gériatres. Chez Madame A. l'obstination couplée à sa démence rapidement progressive a entraîné des hypoglycémies sévères récidivantes. Les schémas thérapeutiques complexes ne peuvent continuer à être appliqués chez des types 1 âgés sans connaître leurs capacités cognitives. Malgré les déficits objectivés par les tests, Madame A. n'était pas prête à céder une partie de son autonomie, même au prix de sa santé.

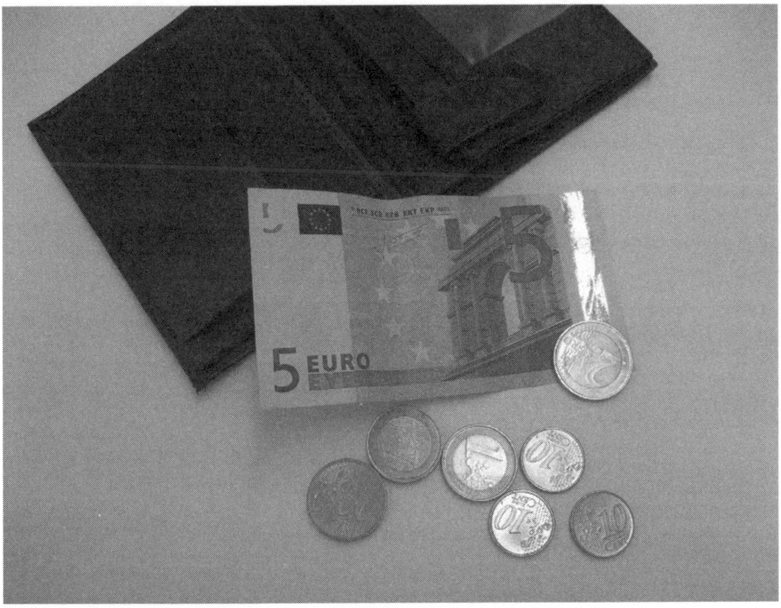

Figure 29.1 – Le test chronométré de comptage d'argent.

Un total de 9 € 80 est compté à partir d'un jeu comportant un billet de 5 €, une pièce de 2 €, deux pièces de 1 €, une pièce de 50 cents et 3 pièces de 10 cents

Le temps mis pour faire la somme totale est mesuré en secondes. Le test est terminé après 3 essais infructueux ou un temps supérieur à 300 secondes.

Ce test a montré une sensibilité de 69 % pour prédire l'autonomie pour l'insulinothérapie sur les 3 mois suivant le test si le patient exécute le test en moins de 46 secondes. La spécificité était 70 % et la valeur prédictive positive a été estimée à 78,7 % dans ce cas. Avec un seuil à 65 secondes, la sensibilité est 76,9 %, la spécificité 49 % et la valeur prédictive positive était 63,8 %.

30.
Éducation thérapeutique chez une dame avec des troubles cognitifs : que peut-on proposer ?

Daniel Tessier

Mme T., âgée de 83 ans, est référée à l'unité d'enseignement du diabète de notre hôpital pour tenter d'améliorer le contrôle de ses glycémies.

Le diabète de cette patiente est connu depuis environ quinze ans et elle vit à domicile avec son époux. Ce dernier rapporte depuis environ 2 ans un déclin cognitif observable avec difficultés nouvelles au niveau de la gestion du domicile et une diminution de la mémoire récente (commentaire 1).

La patiente prend actuellement comme traitement metformine 500 mg, 3 fois par jour et gliclazide 160 mg 2 fois par jour. Malgré cette médication, la patiente présente fréquemment des glycémies le matin au-dessus de 1,80 g/l mais également des périodes de confusion dans la journée associées à des glycémies à 0,54 g/l (commentaire 2). Le carnet des glycémies capillaires est tenu par les 2 conjoints et est souvent ininterprétable à cause du manque d'information sur le moment de la journée où la glycémie capillaire a été faite (commentaire 3).

À l'examen, la patiente présente une diminution de la mémoire des faits récents, et elle n'est que partiellement orientée pour le lieu et la date. Son examen MMSE de Folstein est à 23/30 et le dessin de l'horloge démontre une désorganisation des chiffres vers la droite (commentaire 4) (Figure 30.1).

L'équipe soignante de l'unité d'enseignement s'est fixé comme but d'améliorer la gestion du carnet des glycémies capillaires, d'identifier plus clairement les épisodes d'hypoglycémies (ainsi que leur traitement) et d'instaurer une dose d'insuline au coucher pour ramener la glycémie matinale en bas de 1 g/l (commentaire 5).

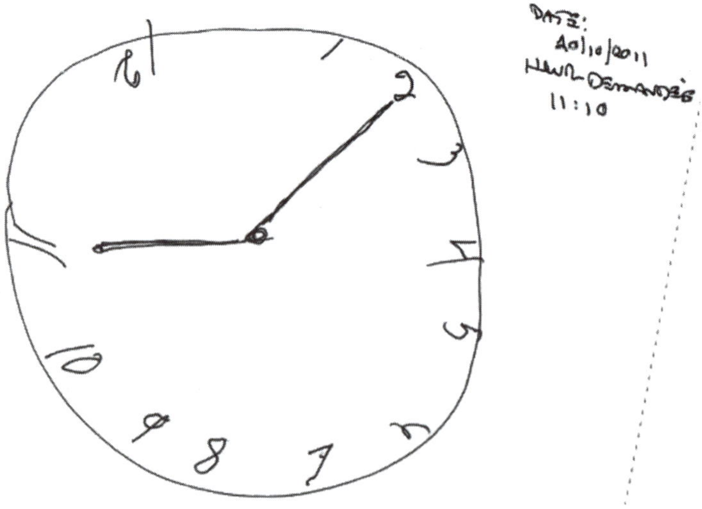

Figure 30.1. test de l'horloge de Mme T.

Commentaires

1 – Le diabète chez le sujet âgé est associé à une augmentation du risque de fragilité comparativement à une population non diabétique. Cet état de fragilité est associé à des capacités fonctionnelles réduites et à une augmentation de la mortalité [45 ; 57].

2 – Les symptômes d'hypoglycémie sont parfois atypiques chez le sujet âgé. Les symptômes neuroglycopéniques prédominent souvent sur les signes adrénergiques [59]. Il est important d'enseigner au patient à détecter les symptômes d'hypoglycémie qui lui sont propres.

3 – La tenue adéquate du carnet des glycémies capillaires demeure un élément indispensable pour bien ajuster le traitement antidiabétique. Plusieurs versions de cet outil existent : l'équipe enseignera à la patiente et à son aidant la façon la plus simple et la plus efficace de bien compléter ce journal.

4 – La présence de diabète chez le sujet âgé est associée à un risque accru d'atteinte cognitive et probablement aussi de démence [10]. Ce point est important dans les stratégies de transmission des connaissances nécessaires à la gestion du diabète au quotidien.

L'âge avancé et l'atteinte cognitive sont également des facteurs de risque pour la survenue d'hypoglycémies sévères [35].

5 – Le début de l'insulinothérapie est souvent un moment préoccupant chez le sujet âgé, surtout en présence d'une atteinte cognitive. Le test de l'horloge peut identifier les sujets qui sont les plus à risque [100].

En conclusion

L'éducation thérapeutique des sujets âgés pour la prise en charge de leur diabète revêt plusieurs aspects. Les principaux points seraient en résumé :

– établir des objectifs glycémiques selon le contexte particulier de chaque individu,
– obtenir une connaissance raisonnable de la médication antidiabétique et l'adhésion au plan de traitement proposé,
– aboutir à une maîtrise de la technique de mesure des glycémies capillaires (lorsque nécessaire),
– aboutir à une tenue adéquate du carnet diabétique,
– permettre la reconnaissance et le traitement des hypoglycémies,
– établir des objectifs nutritionnels adaptés à chaque patient,
– au besoin, initier et maintenir à long terme l'insulinothérapie,
– savoir surveiller et soigner ses pieds,
– reconnaître l'importance de traiter les maladies concomitantes.

L'équipe traitante doit reconnaître et impliquer dans la démarche de l'enseignement toute tierce personne quand cela est nécessaire. Cette implication d'aidants proches peut être un choix du patient dès le début de la maladie ou une aide qui prendra de plus en plus d'importance en présence d'une perte éventuelle d'autonomie graduelle du sujet âgé diabétique, quelle qu'en soit la cause.

31. Une dame qui n'aime pas prendre beaucoup de médicaments

Andrej Zeyfang

Mme H., est entrée à l'hôpital à l'occasion d'une forte fièvre et d'un coma hyperosmolaire avec une glycémie supérieure à 5 g/l. Une infection urinaire en était la cause et a été traitée. Mme H. a raconté une longue histoire d'infections urinaires récidivantes, des problèmes irritants d'incontinence urinaire et ce qui l'agace plus que tout, un grand nombre de comprimés à prendre tous les jours. « Cela ne m'apporte absolument rien » dit-elle car aux contrôles occasionnels de glycémie, celle-ci est toujours entre 2 et 3 g/l. Le médecin traitant aurait pour cette raison encore rajouté un médicament pour le diabète. Son HbA1c s'élevait à 8,7 %, elle ne suivait pas de régime particulier et parce que son diabète avait été diagnostiqué alors qu'elle avait 80 ans, son médecin l'avait déclarée trop âgée pour bénéficier d'une éducation thérapeutique. Elle en a maintenant 85 et est très insatisfaite de la situation.

Effectivement la liste des traitements prescrits est impressionnante : antagoniste calcique, inhibiteur de l'enzyme de conversion, bêta-bloquant, deux diurétiques pour l'hypertension artérielle, statine, acide acétyl-salicylique, clopidogrel pour le risque vasculaire, metformine, glibenclamide, acarbose, répaglinide, pour le diabète et encore d'autres médications pour la bronchopathie chronique obstructive, l'ostéoporose et les lombalgies. Mme H. s'irritait lorsqu'elle parlait de son diabète. Effectivement, elle avait d'elle-même réduit son traitement en choisissant tantôt un produit antihypertenseur, tantôt un comprimé antidiabétique.

Les résultats de l'évaluation gérontologique (EGS) pratiquée alors étaient :

- GDS-4 : GDS en 4 items : 1/4 soit un symptôme dépressif mais dépression non certaine.
- Test de l'horloge : absence d'anomalie.
- MMSE : 30 / 30, absence d'anomalie.
- Test chronométré de comptage de monnaie 36 s (normal si < 45 s).

Nous avons invité Mme H. à participer à un programme d'éducation thérapeutique spécialement conçu pour les personnes âgées. Le contenu et la didactique de ce programme appelé « Éducation gériatrique structurée » sont particulièrement adaptés à la personne âgée [25]. Les programmes éducatifs habituels sont généralement trop complexes pour les personnes âgées et contiennent principalement des informations permettant de comprendre la maladie diabétique. Ils ne sont pas assez axés sur la pratique pour des personnes âgées et ne tiennent pas compte de ce qui est maintenant connu sur les capacités d'apprentissage des personnes âgées [109]. La plupart des personnes âgées sont limitées dans leurs capacités mentales et physiques pas seulement en raison de leur diabète mais aussi d'autres pathologies chroniques et des altérations fonctionnelles que l'on nomme « syndromes gériatriques » L'EGS permet de tenir compte de ces altérations fonctionnelles pour améliorer la qualité de vie par un meilleur traitement du diabète. Depuis 2011, ce programme de prise en charge du diabète de type 2

(« *disease management program* ») est agréé par les caisses d'assurance santé en Allemagne.

Mme H. s'est investie au cours de ces 7 jours d'éducation en groupe (Figure 31.1). Après avoir réalisé l'importance des relations entre son taux de sucre dans les urines, les infections urinaire et l'incontinence, elle a tenu absolument à améliorer ses glycémies par elle-même. Elle a pris spontanément la décision de passer à l'insuline. En quelques jours seulement elle a appris à manipuler son stylo à insuline avec un schéma basal-bolus. Grâce à son bon état cognitif, cela ne lui a pas posé de problème. Le traitement cardio-vasculaire a été simplifié par la prise de combinaisons de principes actifs. Pour diminuer les coûts, les caisses d'assurance maladie obligent médecins et pharmaciens à délivrer des génériques même si ces changements perpétuels sont difficiles à suivre pour des personnes âgées et l'utilisation des associations médicamenteuses peut s'en

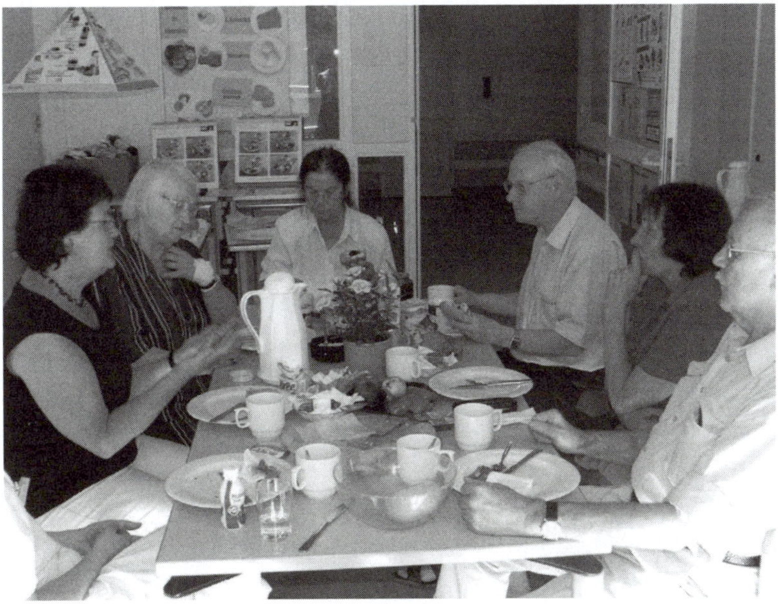

Figure 31.1. séance d'éducation alimentaire.

trouver compliquée. À l'issue de ces changements Mme H. avait 9 comprimés de moins à avaler et s'en est trouvée très satisfaite.

Mme H. vit heureuse depuis 3 ans avec son insuline. Elle écrit une carte de vœux tous les ans à Noël, fière et reconnaissante que la possibilité lui ait été donnée de gagner en autonomie et de la chance de pouvoir elle-même participer à son « vieillissement en bonne santé ».

Les recommandations pour les personnes âgées diabétiques sont focalisées plus particulièrement sur la sécurité et pour cette raison les objectifs d'HbA1c en Allemagne sont compris entre 7 et 8 % [110]. Il serait souhaitable d'y parvenir tout en évitant les hypoglycémies mais aussi en prenant en compte les objectifs personnels du patient, par exemple en lui évitant les syndromes gériatriques. L'observance est généralement mauvaise quand un grand nombre de médicaments différents est prescrit [30]. Grâce au passage à l'insuline l'observance de cette patiente a pu être améliorée, mais également une autonomie fonctionnelle a pu être rétablie après une éducation thérapeutique adéquate. En effet elle n'a pas seulement vu sa continence s'améliorer mais aussi elle décrit une amélioration de sa force, de la qualité de sa marche et de son endurance. Il est vraisemblable que cette forme de « dopage » soit une stratégie pleine d'avenir pour les personnes âgées [26].

32.
L'accès aux soins n'est pas toujours un long fleuve tranquille

Ghizlaine Belmejdoub

Monsieur M., âgé de 70 ans, militaire retraité, est hospitalisé dans les suites immédiates d'une amputation du gros orteil droit motivée par une gangrène. Un diabète de type 2 a été découvert à cette occasion avec une glycémie à 2,35 g/l et une HbA1c à 8,5 %.

Aucun antécédent particulier n'est noté en dehors d'un tabagisme ancien et encore actif.

L'examen du pied montre une plaie d'amputation comportant encore plusieurs foyers de nécrose. L'examen cardiovasculaire note une abolition du pouls poplité du côté droit et des pouls d'aval. Le malade est apyrétique et sa TA est à 150/95 mmHg.

L'importance des complications témoigne de l'ancienneté du diabète qui était méconnu jusqu'alors. Le fond d'œil objective une rétinopathie hypertensive stade II, une rétinopathie diabétique pré-proliférative et un œdème maculaire. La fonction rénale est conservée (Clairance de la créatinine : 62 ml/mn selon la formule MDRD) mais la microalbuminurie est à 85 mg/l. Le bilan lipidique révèle une élévation du LDL à 1,75 g/l. L'ECG ne montre pas d'anomalies et l'écho-doppler artériel des membres inférieurs objective une infiltration bilatérale des artères fémorales communes avec une sténose fémorale et poplitée de l'ordre de 50 % à droite. La détermination de la $TcPO_2$ n'est pas réalisable, faute de moyen technique.

Une insulinothérapie est immédiatement débutée sous la forme d'un schéma comportant deux injections d'insuline prémix permettant d'obtenir un équilibre glycémique acceptable. Ce traitement est complété par une antibiothérapie à large spectre, la prise de statine et d'antiagrégants plaquettaires. Des soins locaux quotidiens et des séances d'oxygénothérapie hyperbare permettent d'obtenir une nette amélioration clinique. La plaie est en bonne voie de cicatrisation après 1 mois d'évolution.

Commentaires

Bien que ce malade bénéficie d'une couverture médicale et qu'il aurait pu faire l'objet d'un bilan régulier, son diabète n'a été découvert que devant des complications qui ont conduit à une amputation. Ce fait s'explique par le caractère silencieux de la maladie et par la difficulté du dépistage au Maroc en raison des habitudes de vie et de l'éloignement des structures de santé de proximité. Les sujets âgés sont particulièrement victimes de ces mauvaises conditions de soins.

En effet, l'accès aux soins est difficile pour la population marocaine, les délais d'attente pour un rendez-vous sont fréquemment très élevés, les hôpitaux généraux sont souvent démunis et la majorité des malades ne disposent pas de couverture sociale.

Ces conditions difficiles de prise en charge expliquent que les malades ne consultent fréquemment qu'en cas d'urgence lors d'une complication évolutive du diabète, comme chez ce malade. Dans la mesure où la prévalence du diabète au Maroc atteint deux fois celle de la France, la mise en place de mesures de dépistage et de prise en charge précoce du diabète apparaît comme une priorité de santé publique.

33.
Communications entre les professionnels de santé autour du patient âgé diabétique : aider l'aidant

Isabelle Bourdel-Marchasson

Monsieur T., 88 ans, ancien machiniste de l'opéra, doté d'un tempérament de patriarche, pose depuis un an environ des problèmes de comportement. Un de ses fils sent la situation s'aggraver rapidement au cours de ces dernières semaines.

Depuis deux ans, ce même fils est sollicité par son père qui est veuf et remarié pour l'aider dans les démarches administratives. Il semblait, selon son fils, autonome pour les déplacements (il conduit toujours sa voiture), les courses, le traitement, les communications téléphoniques et il ne bénéficie d'aucune aide. Son épouse assure les repas et est tenue à l'écart par son mari pour la plupart des activités.

Ce patient présente pour antécédents un diabète de type 2 traité par hypoglycémiants oraux depuis environ 10 ans, un cancer de la prostate contrôlé par hormonothérapie, un reflux gastro-œsophagien et un prurit généralisé. Son traitement comporte du gliclazide LM 60 mg à midi, du miglitol 100 Mg 3 fois par jour aux repas, un inhibiteur de la pompe à protons, un phlébotonique, de l'extrait de Ginko Biloba, un antihistaminique le soir et un anti-androgène.

Il possède un lecteur glycémique et le médecin dit que les glycémies sont « bonnes » mais aucune détermination de l'HbA1c n'a été réalisée cette année.

Il y a 6 mois avait été organisée une consultation mémoire avec un neurologue. Celui-ci a annoncé une maladie d'Alzheimer au stade modérément sévère après un examen clinique sans imagerie cérébrale car le patient ne s'est pas rendu à l'examen. Le neurologue a prescrit un anticholinestérasique central sous forme de patch. Une consultation a été au préalable organisée chez un cardiologue qui avait donné son feu vert pour ce traitement. Le neurologue avait été alarmiste et avait dit à son fils de lui supprimer tous ses moyens de paiement, et de lui enlever les clés de sa voiture. Le traitement anticholinestérasique n'a pas été bien toléré. Le patient a d'abord vomi puis s'est plaint de prurit avec le patch. Maintenant il sature le répondeur de son fils de messages téléphoniques où il se plaint de ses oublis. La MAIA (Maison d'Accueil et d'Intégration des malades Alzheimer)[1] présente dans la commune est sollicitée mais la démarche n'aboutit pas car Mr T. a vécu la visite comme une intrusion insupportable. Son fils n'était pas présent. Son fils n'était pas non plus satisfait du diagnostic de maladie d'Alzheimer et il cherche un deuxième avis ; il fait subir à son père une évaluation avec un moniteur d'auto-école qui préconise de limiter la conduite au trajet pour faire les courses au supermarché.

1. MAIA (Maison d'Accueil et d'Intégration des malades Alzheimer) : structure expérimentale visant à proposer une prise en charge dite « intégrée » et non morcelée des patients présentant une démence de type Alzheimer. Les équipes comportent un travailleur social, un infirmier et un psychologue et sont chargées de structurer les soins et les aides sociales.

Son fils appelle le CMRR (Centre Mémoire Ressource Recherche)[2] pour le deuxième avis. Son père lui dit qu'il n'est plus le même et cela le perturbe.

Mr T. pose des problèmes médicaux et sociaux très intriqués. Les intervenants passés et futurs sont : le patient, son fils, le médecin traitant, le cardiologue, le neurologue, le radiologue, le moniteur d'auto-école, le pharmacien et les éventuels services sociaux. Les médecins communiquent entre eux mais mal avec le patient et son fils ainsi qu'avec les services sociaux. Le diagnostic reste incertain et les troubles sont très fluctuants. L'infirmière du CMRR qui joue aussi le rôle de gestionnaire de cas va aider les professionnels à communiquer.

– Au fils elle demande : « votre père prend-il correctement son traitement ? ». Le fils dit oui puis après vérification il se rendra compte que son père est incapable à son domicile de lui dire ce qu'il prend et à quelle heure. Elle l'encourage à accompagner son père pour la réalisation d'une imagerie cérébrale.

– Au médecin traitant elle demande comment il juge la situation. Celui-ci dit que tout s'aggrave très vite et raconte que son patient n'a pas reconnu son fils au cours du mois précédent. Il se propose de prescrire la biologie de surveillance du diabète et de ré-organiser la réalisation de l'imagerie cérébrale. Il va prescrire des soins infirmiers pour la surveillance de la prise du traitement.

– Le médecin expert du CMRR propose de reconsidérer aussi la prescription de l'antihistaminique dont l'action anticholinergique peut aggraver les troubles cognitifs et de revoir les objectifs glycémiques. Il donne aussi la consigne

2. CMRR (Centre Mémoire Ressource Recherche) : les consultations mémoires sont organisées selon plusieurs niveaux d'expertise et le CMRR est le niveau expert de recours pour les diagnostics les plus complexes. Il en existe un par région qui associe des neurologues et des gériatres. Il est également chargé d'organiser les actions de recherche scientifique, la communication des autres centres mémoire et la formation.

de réaliser une glycémie digitale lorsque le patient apparaît confus ou lors de tout comportement étonnant. Il propose d'adresser à nouveau le patient à la consultation du neurologue lorsque l'alimentation et le traitement du diabète auront été revus et que les éventuelles fluctuations glycémiques auront été contrôlées.

– L'infirmière du CMRR est rappelée par le fils car la situation se détériore de jour en jour et le père sature le répondeur de son fils. Le radiologue a commenté l'imagerie cérébrale et le probable diagnostic de maladie d'Alzheimer auprès du fils. Celui-ci a pris conscience de la réalité des troubles présentés par son père, d'autant plus qu'il a en même temps pris conscience de la dépendance de son père pour les activités dites instrumentales de la vie quotidienne, dont la prise correcte du traitement. L'infirmière propose alors au fils de recontacter la MAIA malgré les précédentes difficultés pour évaluer le besoin d'aides du patient : organisation des repas, passages infirmiers pour la surveillance du traitement et le contrôle glycémique.

Commentaires

Le problème aura été de faire l'analyse de la situation avec la famille à partir d'un tableau évoquant une confusion, survenant sur un possible déficit cognitif dont la sévérité est difficile à évaluer dans le contexte. Ici, le traitement du diabète n'est plus correctement géré par le patient. Des fluctuations glycémiques peuvent expliquer le caractère variable dans le temps des troubles cognitifs. La prise de conscience de la réalité du besoin d'aide du patient par le patient lui-même et aussi par son fils, qui est placé en aidant naturel, va permettre d'organiser la vie quotidienne et le suivi thérapeutique. Nous n'avons pas eu de nouvelle de ce patient par la suite et nous avons supposé que la prise en charge était maintenant organisée.

Conclusions

Isabelle Bourdel-Marchasson

Pourquoi raconter toutes ces histoires ? Une fois ce recueil achevé il semble bien que si les systèmes de soins sont différents de par le monde, les diabétiques souffrent de problèmes très semblables. En effet ils sont atteints de la même maladie et des mêmes complications. Le vieillissement est également universel et heureusement nos patients vieillissent. Pour tous, les modalités diagnostiques et préventives sont les mêmes, le vieillissement ne rend pas les problèmes plus simples et la compétence est toujours aussi nécessaire pour les aider au mieux. Il est aussi frappant de constater le partage des préoccupations des auteurs de ces histoires : le choix des objectifs pour le suivi, la sécurité et la parole du patient. La sécurité d'utilisation des traitements du diabète est en effet un important problème. Une étude américaine de grande envergure [27] a montré que pour les accidents liés aux médicaments et ayant conduit à une hospitalisation en urgence chez les plus de 65 ans, l'insuline était impliquée chez 13,9 % et les agents hypoglycémiants oraux chez 10,7 %. De plus la moitié des hospitalisations pour tous types d'accidents liés aux médicaments concernait les plus de 80 ans.

Par ailleurs ces patients sont aussi différents les uns des autres. La relation thérapeutique est au mieux menée sur un mode global prenant en compte les situations gérontologiques complexes et la parole du patient.

Nous espérons que ces petites histoires pourront servir de support à l'enseignement et à la mise en œuvre des actions au service de l'amélioration de la qualité des soins et de la qualité de vie pour les personnes âgées diabétiques.

Bibliographie

1. Guide pour la prise en charge du diabétique âgé. *Médecine des Maladies Métaboliques* 2008 ; 2
2. Abbatecola AM, Paolisso G. Diabetes care targets in older persons. *Diabetes Res Clin Pract* 2009 ; *86* Suppl 1 : S35-40
3. Alagiakrishnan K, Mereu L. Approach to managing hypoglycemia in elderly patients with diabetes. *Postgrad Med* 2010 ; *122* : 129-137
4. Baigent C, Landray MJ, Reith C, Emberson J, Wheeler DC, Tomson C, Wanner C, Krane V, Cass A, Craig J, Neal B, Jiang L, Hooi LS, Levin A, Agodoa L, Gaziano M, Kasiske B, Walker R, Massy ZA, Feldt-Rasmussen B, Krairittichai U, Ophascharoensuk V, Fellstrom B, Holdaas H, Tesar V, Wiecek A, Grobbee D, de Zeeuw D, Gronhagen-Riska C, Dasgupta T, Lewis D, Herrington W, Mafham M, Majoni W, Wallendszus K, Grimm R, Pedersen T, Tobert J, Armitage J, Baxter A, Bray C, Chen Y, Chen Z, Hill M, Knott C, Parish S, Simpson D, Sleight P, Young A, Collins R. The effects of lowering LDL cholesterol with simvastatin plus ezetimibe in patients with chronic kidney disease (Study of Heart and Renal Protection) : a randomised placebo-controlled trial. *Lancet* 2011 ; *377* : 2181-2192
5. Bauduceau B, Bourdel-Marchasson I, Brocker P, Taillia H. The brain of the elderly diabetic patient. *Diabetes Metab* 2005 ; *31 Spec No 2* : 5S92-95S97
6. Beckett NS, Peters R, Fletcher AE, Staessen JA, Liu L, Dumitrascu D, Stoyanovsky V, Antikainen RL, Nikitin Y, Anderson C, Belhani A, Forette F, Rajkumar C, Thijs L, Banya W, Bulpitt CJ. Treatment of hypertension in patients 80 years of age or older. *N Engl J Med* 2008 ; *358* : 1887-1898
7. Ben-Ami H, Nagachandran P, Mendelson A, Edoute Y. Drug-induced hypoglycemic coma in 102 diabetic patients. *Arch Intern Med* 1999 ; *159* : 281-284

8. Benner JS, Glynn RJ, Mogun H, Neumann PJ, Weinstein MC, Avorn J. Long-term persistence in use of statin therapy in elderly patients. *Jama* 2002 ; *288* : 455-461
9. Berthold HK, Gouni-Berthold I. Lipid-lowering drug therapy in elderly patients. *Curr Pharm* Des 2011 ; *17* : 877-893
10. 10. Biessels GJ, Staekenborg S, Brunner E, Brayne C, Scheltens P. Risk of dementia in diabetes mellitus : a systematic review. *Lancet Neurol* 2006 ; *5* : 64-74
11. Bischoff-Ferrari HA, Dietrich T, Orav EJ, Hu FB, Zhang Y, Karlson EW, Dawson-Hughes B. Higher 25-hydroxyvitamin D concentrations are associated with better lower-extremity function in both active and inactive persons aged > or = 60 y. *Am J Clin Nutr* 2004 ; *80* : 752-758
12. Bischoff-Ferrari HA, Orav EJ, Dawson-Hughes B. Effect of cholecalciferol plus calcium on falling in ambulatory older men and women : a 3-year randomized controlled trial. *Arch Intern Med* 2006 ; *166* : 424-430
13. Blackburn D, Hux J, Mamdani M. Quantification of the Risk of Corticosteroid-induced Diabetes Mellitus Among the Elderly. *J Gen Intern Med* 2002 ; *17* : 717-720
14. Blickle JF. Management of hypertension in elderly diabetic patients. *Diabetes Metab* 2005 ; *31 Spec No 2* : 5S82-85S91
15. Blickle JF, Doucet J, Krummel T, Hannedouche T. Diabetic nephropathy in the elderly. *Diabetes Metab* 2007 ; *33 Suppl 1* : S40-55
16. Bouchon J. 1+3 ou comment être efficace en gériatrie. *Rev Prat* 1984 ; *34* : 888-892
17. Boughammoura-Bouatay A, Chebel S, Younes-Mhenni S, Frih-Ayed M. Biballism due to non-ketotic hyperglycaemia. *Diabetes Metab* 2008 ; *34* : 617-619
18. Bourdel-Marchasson I, Berrut G. Caring the elderly diabetic patient with respect to concepts of successful aging and frailty. *Diabetes Metab* 2005 ; *31 Spec No 2* : 5S13-15S19
19. Bourdel-Marchasson I, Helmer C, Fagot-Campagna A, Dehail P, Joseph PA. Disability and quality of life in elderly people with diabetes. *Diabetes Metab* 2007 ; *33 Suppl 1* : S66-74
20. Bourdel-Marchasson I, Lapre E, Laksir H, Puget E. Insulin resistance, diabetes and cognitive function : consequences for preventive strategies. *Diabetes Metab* 2010 ; *36* : 173-181
21. Bourdel-Marchasson I, Mouries A, Helmer C. Hyperglycaemia, microangiopathy, diabetes and dementia risk. *Diabetes Metab* 2010 ; *36 Suppl 3* : S112-118
22. Bourdel-Marchasson I, Proux S, Dehail P, Muller F, Richard-Harston S, Traissac T, Rainfray M. One-year incidence of hyperosmolar states and prognosis in a geriatric acute care unit. *Gerontology* 2004 ; *50* : 171-176
23. Bourdel-Marchasson I, Schweizer A, Dejager S. Incretin therapies in the management of elderly patients with type 2 diabetes mellitus. *Hosp Pract* (Minneap) 2011 ; *39* : 7-21

24. Bourdel Marchasson I, Doucet J, Bauduceau B, Berrut G, Blickle JF, Brocker P, Constans T, Fagot Campagna A, Kaloustian E, Lassmann Vague V, Lecomte P, Simon D, Tessier D, Verny C, Vischer UM. Key priorities in managing glucose control in older people with diabetes. *J Nutr Health Aging* 2009 ; *13* : 685-691
25. Braun AK, Kubiak T, Kuntsche J, Meier-Hofig M, Muller UA, Feucht I, Zeyfang A. SGS : a structured treatment and teaching programme for older patients with diabetes mellitus-a prospective randomised controlled multi-centre trial. *Age Ageing* 2009 ; *38* : 390-396
26. Breeze E, Clarke R, Shipley MJ, Marmot MG, Fletcher AE. Cause-specific mortality in old age in relation to body mass index in middle age and in old age : follow-up of the Whitehall cohort of male civil servants. *Int J Epidemiol* 2006 ; *35* : 169-178
27. Budnitz DS, Lovegrove MC, Shehab N, Richards CL. Emergency hospitalizations for adverse drug events in older Americans. *N Engl J Med* 2011 ; *365* : 2002-2012
28. Chanudet X, Bonnevie L, Bauduceau B. Coronary heart disease and cardiovascular autonomic neuropathy in the elderly diabetic. *Diabetes Metab* 2007 ; *33 Suppl 1* : S19-31
29. Chelliah A, Burge MR. Hypoglycaemia in elderly patients with diabetes mellitus : causes and strategies for prevention. *Drugs Aging* 2004 ; *21* : 511-530
30. Claxton AJ, Cramer J, Pierce C. A systematic review of the associations between dose regimens and medication compliance. *Clin Ther* 2001 ; *23* : 1296-1310
31. Constans T. Diabetic hyperosmolarity : a consequence of loss of autonomy. *Diabetes Metab* 2005 ; *31 Spec No 2* : 5S62-65S66
32. Constans T. Plasma glucose goals and therapeutic management in elderly diabetic patients. *Diabetes Metab* 2005 ; *31 Spec No 2* : 5S58-55S61
33. Constans T, Lecomte P. Non pharmacological treatments in elderly diabetics. *Diabetes Metab* 2007 ; *33 Suppl 1* : S79-86
34. Corsonello A, Pedone C, Corica F, Malara A, Carosella L, Sgadari A, Mauro VN, Ceruso D, Pahor M, Carbonin P. Antihypertensive drug therapy and hypoglycemia in elderly diabetic patients treated with insulin and/or sulfonylureas. Gruppo Italiano di Farmacovigilanza nell'Anziano (GIFA). *Eur J Epidemiol* 1999 ; *15* : 893-901
35. de Galan BE, Zoungas S, Chalmers J, Anderson C, Dufouil C, Pillai A, Cooper M, Grobbee DE, Hackett M, Hamet P, Heller SR, Lisheng L, Macmahon S, Mancia G, Neal B, Pan CY, Patel A, Poulter N, Travert F, Woodward M. Cognitive function and risks of cardiovascular disease and hypoglycaemia in patients with type 2 diabetes : the Action in Diabetes and Vascular Disease : Preterax and Diamicron Modified Release Controlled Evaluation (ADVANCE) trial. *Diabetologia* 2009 ; *52* : 2328-2336

36. Demssie Y, Kaushal K. Newly diagnosed type-2 diabetes presenting with hemichorea-hemiballismus. J *R Coll Physicians Edinb* 2008 ; *38* : 218-220
37. Donnelly LA, Doney AS, Morris AD, Palmer CN, Donnan PT. Long-term adherence to statin treatment in diabetes. *Diabet Med* 2008 ; *25* : 850-855
38. Doucet J. Use of antidiabetic drugs in elderly patients. *Diabetes Metab* 2005 ; *31 Spec No 2* : 5S98-95S104
39. Dupont S, Verny M, Harston S, Cartz-Piver L, Schuck S, Martin J, Puisieux F, Alecu C, Vespignani H, Marchal C, Derambure P. Seizures in the elderly : development and validation of a diagnostic algorithm. *Epilepsy Res* 2010 ; *89* : 339-348
40. English PJ, Ashcroft A, Patterson M, Dovey TM, Halford JC, Harrison J, Eccleston D, Bloom SR, Ghatei MA, Wilding JP. Metformin prolongs the postprandial fall in plasma ghrelin concentrations in type 2 diabetes. *Diabetes Metab Res Rev* 2007 ; *23* : 299-303
41. Fagot-Campagna A, Bourdel-Marchasson I, Simon D. Burden of diabetes in an aging population : prevalence, incidence, mortality, characteristics and quality of care. *Diabetes Metab* 2005 ; *31 Spec No 2* : 5S35-35S52
42. Felicio AC, Chang CV, Godeiro-Junior C, Okoshi MP, Ferraz HB. Hemichorea-hemiballism as the first presentation of type 2 diabetes mellitus. *Arq Neuropsiquiatr* 2008 ; *66* : 249-250
43. Fellstrom BC, Jardine AG, Schmieder RE, Holdaas H, Bannister K, Beutler J, Chae DW, Chevaile A, Cobbe SM, Gronhagen-Riska C, De Lima JJ, Lins R, Mayer G, McMahon AW, Parving HH, Remuzzi G, Samuelsson O, Sonkodi S, Sci D, Suleymanlar G, Tsakiris D, Tesar V, Todorov V, Wiecek A, Wuthrich RP, Gottlow M, Johnsson E, Zannad F. Rosuvastatin and cardiovascular events in patients undergoing hemodialysis. *N Engl J Med* 2009 ; *360* : 1395-1407
44. Fourlanos S, Dotta F, Greenbaum CJ, Palmer JP, Rolandsson O, Colman PG, Harrison LC. Latent autoimmune diabetes in adults (LADA) should be less latent. *Diabetologia* 2005 ; *48* : 2206-2212
45. Fried LP, Tangen CM, Walston J, Newman AB, Hirsch C, Gottdiener J, Seeman T, Tracy R, Kop WJ, Burke G, McBurnie MA. Frailty in older adults : evidence for a phenotype. *J Gerontol A Biol Sci Med Sci* 2001 ; *56* : M146-156
46. Gale EA. Latent autoimmune diabetes in adults : a guide for the perplexed. *Diabetologia* 2005 ; *48* : 2195-2199
47. Glynn RJ, Koenig W, Nordestgaard BG, Shepherd J, Ridker PM. Rosuvastatin for primary prevention in older persons with elevated C-reactive protein and low to average low-density lipoprotein cholesterol levels : exploratory analysis of a randomized trial. *Ann Intern Med* 2010 ; *152* : 488-496, W174
48. Gransbo K, Melander O, Wallentin L, Lindback J, Stenestrand U, Carlsson J, Nilsson J. Cardiovascular and cancer mortality in very elderly

post-myocardial infarction patients receiving statin treatment. *J Am Coll Cardiol* 2010 ; *55* : 1362-1369
49. Gregorio F, Ambrosi F, Filipponi P, Manfrini S, Testa I. Is metformin safe enough for ageing type 2 diabetic patients ? *Diabetes Metab* 1996 ; *22*:43-50
50. Guide paramédical. Prise en charge de la personne âgée diabétique. *Médecine des Maladies Métaboliques* 2010 ; *4*
51. Hanaire H. External insulin pump treatment in the day-to-day management of diabetes : benefits and future prospectives. *Diabetes Metab* 2011 ; *37 Suppl 4* : S40-47
52. Herman WH, Ilag LL, Johnson SL, Martin CL, Sinding J, Al Harthi A, Plunkett CD, LaPorte FB, Burke R, Brown MB, Halter JB, Raskin P. A clinical trial of continuous subcutaneous insulin infusion versus multiple daily injections in older adults with type 2 diabetes. *Diabetes Care* 2005 ; *28* : 1568-1573
53. Hlatky MA. Expanding the orbit of primary prevention-moving beyond JUPITER. *N Engl J Med* 2008 ; *359* : 2280-2282
54. Holstein A, Plaschke A, Egberts EH. Clinical characterisation of severe hypoglycaemia-a prospective population-based study. *Exp Clin Endocrinol Diabetes* 2003 ; *111* : 364-369
55. Hoogwerf B, Danese RD. Drug selection and the management of corticosteroid-related diabetes mellitus. *Rheum Dis Clin North Am* 1999 ; *25* : 489-505
56. Huang ES, Gorawara-Bhat R, Chin MH. Self-reported goals of older patients with type 2 diabetes mellitus. *J Am Geriatr Soc* 2005 ; *53* : 306-311
57. Hubbard RE, Andrew MK, Fallah N, Rockwood K. Comparison of the prognostic importance of diagnosed diabetes, co-morbidity and frailty in older people. *Diabet Med* 2010 ; *27* : 603-606
58. Ifergane G, Masalha R, Herishanu YO. Transient hemichorea/hemiballismus associated with new onset hyperglycemia. *Can J Neurol Sci* 2001 ; *28* : 365-368
59. Jaap AJ, Jones GC, McCrimmon RJ, Deary IJ, Frier BM. Perceived symptoms of hypoglycaemia in elderly type 2 diabetic patients treated with insulin. *Diabet Med* 1998 ; *15* : 398-401
60. Jeitler K, Horvath K, Berghold A, Gratzer TW, Neeser K, Pieber TR, Siebenhofer A. Continuous subcutaneous insulin infusion versus multiple daily insulin injections in patients with diabetes mellitus : systematic review and meta-analysis. *Diabetologia* 2008 ; *51* : 941-951
61. Johnson JA, Majumdar SR, Simpson SH, Toth EL. Decreased mortality associated with the use of metformin compared with sulfonylurea monotherapy in type 2 diabetes. *Diabetes Care* 2002 ; *25* : 2244-2248
62. Jover N, Traissac T, Pinganaud G, Moras JB, Rainfray M, Bourdel-Marchasson I. Varying insulin use in older hospitalized patients with diabetes. *J Nutr Health Aging* 2009 ; *13* : 456-459
63. Kitabchi AE, Umpierrez GE, Fisher JN, Murphy MB, Stentz FB. Thirty years of personal experience in hyperglycemic crises : diabetic ketoa-

cidosis and hyperglycemic hyperosmolar state. *J Clin Endocrinol Metab* 2008 ; *93* : 1541-1552

64. Kitabchi AE, Umpierrez GE, Murphy MB, Kreisberg RA. Hyperglycemic crises in adult patients with diabetes : a consensus statement from the American Diabetes Association. *Diabetes Care* 2006 ; *29* : 2739-2748
65. Lassmann-Vague V. Hypoglycaemia in elderly diabetic patients. *Diabetes Metab* 2005 ; *31 Spec No 2* : 5S53-55S57
66. Lecomte P. Diabetes in the elderly : considerations for clinical practice. *Diabetes Metab* 2005 ; *31 Spec No 2* : 5S105-105S111
67. Lee A, Morley JE. Metformin decreases food consumption and induces weight loss in subjects with obesity with type II non-insulin-dependent diabetes. *Obes Res* 1998 ; *6*:47-53
68. Lee SJ, Boscardin WJ, Stijacic Cenzer I, Huang ES, Rice-Trumble K, Eng C. The risks and benefits of implementing glycemic control guidelines in frail older adults with diabetes mellitus. *J Am Geriatr Soc* 2011 ; *59* : 666-672
69. Lin JJ, Lin GY, Shih C, Shen WC. Presentation of striatal hyperintensity on T1-weighted MRI in patients with hemiballism-hemichorea caused by non-ketotic hyperglycemia : report of seven new cases and a review of literature. *J Neurol* 2001 ; *248* : 750-755
70. Long SB, Blaha MJ, Blumenthal RS, Michos ED. Clinical utility of rosuvastatin and other statins for cardiovascular risk reduction among the elderly. *Clin Interv Aging* 2011 ; *6*:27-35
71. Lukashevich V, Schweizer A, Shao Q, Groop PH, Kothny W. Safety and efficacy of vildagliptin versus placebo in patients with type 2 diabetes and moderate or severe renal impairment : a prospective 24-week randomized placebo-controlled trial. *Diabetes Obes Metab* 2011 ; *13* : 947-954
72. Massin P, Kaloustian E. The elderly diabetic's eyes. *Diabetes Metab* 2007 ; *33 Suppl 1* : S4-9
73. Matejko B, Cyganek K, Katra B, Galicka-Latala D, Grzanka M, Malecki MT, Klupa T. Insulin Pump Therapy is Equally Effective and Safe in Elderly and Young Type 1 Diabetes Patients. *Rev Diabet Stud* 2011 ; *8* : 254-258
74. Melton LJ, 3rd, Palumbo PJ, Chu CP. Incidence of diabetes mellitus by clinical type. *Diabetes Care* 1983 ; *6* : 75-86
75. Meneilly GS, Cheung E, Tuokko H. Counterregulatory hormone responses to hypoglycemia in the elderly patient with diabetes. *Diabetes* 1994 ; *43* : 403-410
76. Molbak AG, Christau B, Marner B, Borch-Johnsen K, Nerup J. Incidence of insulin-dependent diabetes mellitus in age groups over 30 years in Denmark. *Diabet Med* 1994 ; *11* : 650-655
77. Murata GH, Duckworth WC, Shah JH, Wendel CS, Mohler MJ, Hoffman RM. Hypoglycemia in stable, insulin-treated veterans with type 2

diabetes : a prospective study of 1662 episodes. *J Diabetes Complications* 2005 ; *19*:10-17

78. Murata GH, Hoffman RM, Shah JH, Wendel CS, Duckworth WC. A probabilistic model for predicting hypoglycemia in type 2 diabetes mellitus : The Diabetes Outcomes in Veterans Study (DOVES). *Arch Intern Med* 2004 ; *164* : 1445-1450
79. Nathan DM, Buse JB, Davidson MB, Ferrannini E, Holman RR, Sherwin R, Zinman B. Management of hyperglycemia in type 2 diabetes : a consensus algorithm for the initiation and adjustment of therapy : update regarding thiazolidinediones : a consensus statement from the American Diabetes Association and the European Association for the Study of Diabetes. *Diabetes Care* 2008 ; *31* : 173-175
80. Nowicki M, Rychlik I, Haller H, Warren M, Suchower L, Gause-Nilsson I, Schutzer KM. Long-term treatment with the dipeptidyl peptidase-4 inhibitor saxagliptin in patients with type 2 diabetes mellitus and renal impairment : a randomised controlled 52-week efficacy and safety study. *Int J Clin Pract* 2011 ; *65* : 1230-1239
81. Palmer JP, Hampe CS, Chiu H, Goel A, Brooks-Worrell BM. Is latent autoimmune diabetes in adults distinct from type 1 diabetes or just type 1 diabetes at an older age ? *Diabetes* 2005 ; *54 Suppl 2* : S62-67
82. Pataky Z, Vischer U. Diabetic foot disease in the elderly. *Diabetes Metab* 2007 ; *33 Suppl 1* : S56-65
83. Pequignot R, Belmin J, Chauvelier S, Gaubert JY, Konrat C, Duron E, Hanon O. Renal function in older hospital patients is more accurately estimated using the Cockcroft-Gault formula than the modification diet in renal disease formula. *J Am Geriatr Soc* 2009 ; *57* : 1638-1643
84. Pornet C, Bourdel-Marchasson I, Lecomte P, Eschwege E, Romon I, Fosse S, Assogba F, Roudier C, Fagot-Campagna A. Trends in the quality of care for elderly people with type 2 diabetes : The need for improvements in safety and quality (the 2001 and 2007 Entred Surveys). *Diabetes Metab* 2011 ; *37* : 152-161
85. Rave K, Flesch S, Kuhn-Velten WN, Hompesch BC, Heinemann L, Heise T. Enhancement of blood glucose lowering effect of a sulfonylurea when coadministered with an ACE inhibitor : results of a glucose-clamp study. *Diabetes Metab Res Rev* 2005 ; *21* : 459-464
86. Reznik Y. Continuous subcutaneous insulin infusion (CSII) using an external insulin pump for the treatment of type 2 diabetes. *Diabetes Metab* 2010 ; *36* : 415-421
87. Reznik Y, Morera J, Rod A, Coffin C, Rousseau E, Lireux B, Joubert M. Efficacy of continuous subcutaneous insulin infusion in type 2 diabetes mellitus : a survey on a cohort of 102 patients with prolonged follow-up. *Diabetes Technol Ther* 2010 ; *12* : 931-936
88. Ridker PM, Danielson E, Fonseca FA, Genest J, Gotto AM, Jr., Kastelein JJ, Koenig W, Libby P, Lorenzatti AJ, MacFadyen JG, Nordestgaard BG, Shepherd J, Willerson JT, Glynn RJ. Rosuvastatin to prevent vascular

events in men and women with elevated C-reactive protein. *N Engl J Med* 2008 ; *359* : 2195-2207

89. Roussel R, Travert F, Pasquet B, Wilson PW, Smith SC, Jr., Goto S, Ravaud P, Marre M, Porath A, Bhatt DL, Steg PG. Metformin use and mortality among patients with diabetes and atherothrombosis. *Arch Intern Med* 2010 ; *170* : 1892-1899
90. Sanfield JA, Finkel J, Lewis S, Rosen SG. Alternating choreoathetosis associated with uncontrolled diabetes mellitus and basal ganglia calcification. *Diabetes Care* 1986 ; *9* : 100-101
91. Sawicki PT, Siebenhofer A. Betablocker treatment in diabetes mellitus. *J Intern Med* 2001 ; *250* : 11-17
92. Segel SA, Paramore DS, Cryer PE. Hypoglycemia-associated autonomic failure in advanced type 2 diabetes. *Diabetes* 2002 ; *51* : 724-733
93. Shalini B, Salmah W, Tharakan J. Diabetic non-ketotic hyperglycemia and the hemichorea-hemiballism syndrome : a report of four cases. *Neurology Asia* 2010 ; *15* : 89-91
94. Shorr RI, Ray WA, Daugherty JR, Griffin MR. Incidence and risk factors for serious hypoglycemia in older persons using insulin or sulfonylureas. *Arch Intern Med* 1997 ; *157* : 1681-1686
95. Sinclair A, Paolisso G, Castro M, Bourdel-Marchasson I, Gadsby R, Rodriguez Manaz L. European Diabetes Working Party for Older People 2011 ; Clinical Guidelines for Type 2 Diabetes Mellitus (EDWPOP) : A Report for the European Diabetes Working Party for Older People (EDWPOP) Revision Group on Clinical Practice Guidelines for Type 2 Diabetes Mellitus. *Diabetes Metab* 2011 ; *37 Spec No 3* : S27-S38
96. Soell M, Hassan M, Miliauskaite A, Haikel Y, Selimovic D. The oral cavity of elderly patients in diabetes. *Diabetes Metab* 2007 ; *33 Suppl 1* : S10-18
97. Stenstrom G, Gottsater A, Bakhtadze E, Berger B, Sundkvist G. Latent autoimmune diabetes in adults : definition, prevalence, beta-cell function, and treatment. *Diabetes* 2005 ; *54 Suppl 2* : S68-72
98. Szadkowska I, Stanczyk A, Aronow WS, Kowalski J, Pawlicki L, Ahmed A, Banach M. Statin therapy in the elderly : a review. *Arch Gerontol Geriatr* 2010 ; *50* : 114-118
99. Tessier DM, Lassmann-Vague VJ. Diabetes and education in the elderly. *Diabetes Metab* 2007 ; *33 Suppl 1* : S75-78
100. Trimble L, Sunberg S, Markham L, Janicijevik S, Beattie B, Meneilly GS. Value of the clock drawing test to predict problems with insulin skills in older adults. *Canadian Journal of Diabetes* 2005 ; *29* : 102-104
101. Tuomi T. Type 1 and type 2 diabetes : what do they have in common ? *Diabetes* 2005 ; *54 Suppl 2* : S40-45
102. van Berlo-van de Laar IR, Vermeij CG, Doorenbos CJ. Metformin associated lactic acidosis : incidence and clinical correlation with metformin serum concentration measurements. *J Clin Pharm Ther* 2011 ; *36* : 376-382

103. Verges B, Avignon A, Bonnet F, Catargi B, Cattan S, Cosson E, Ducrocq G, Elbaz M, Fredenrich A, Gourdy P, Henry P, Lairez O, Leguerrier AM, Monpere C, Moulin P, Verges-Patois B, Roussel R, Steg G, Valensi P. Consensus statement on the care of the hyperglycaemic/diabetic patient during and in the immediate follow-up of acute coronary syndrome. *Diabetes Metab* 2011 ; Dec 30 (Epub ahead of print)
104. Verny C. Congestive heart failure in the elderly diabetic. *Diabetes Metab* 2007 ; *33 Suppl 1* : S32-39
105. Verny C. Management of dyslipidemia in elderly diabetic patients. *Diabetes Metab* 2005 ; *31 Spec No 2* : 5S74-75S81
106. Verny C, Neiss M, Rabier P, Lepeu-Moinon I : Diabète du sujet âgé In *Traité de Diabétologie* Grimaldi A, Ed. Paris, Médecine-Sciences Flammarion, 2005, p. 805-808
107. Vischer UM, Bauduceau B, Bourdel-Marchasson I, Blickle JF, Constans T, Fagot-Campagna A, Kaloustian E, Lassman-Vague V, Lecomte P, Simon D, Tessier D, Verny C, Doucet J. A call to incorporate the prevention and treatment of geriatric disorders in the management of diabetes in the elderly. *Diabetes Metab* 2009 ; *35* : 168-177
108. Zeyfang A. [Diabetes in old age -- do we overstrain our patients ?]. *Dtsch Med Wochenschr* 2006 ; *131* : 1159-1162
109. Zeyfang A. [Structured educational programs for geriatric patients with diabetes mellitus]. *MMW Fortschr Med* 2005 ; *147* : 43, 45-46
110. Zeyfang A, Bahrmann A, Wernecke J, Praxisleitlinie D. Diabetes mellitus im Alter. *Diabetologie und Stoffwechsel* 2011 ; *6* : S 170 – S 175
111. Zeyfang A, Berndt S, Aurnhammer G, Nikolaus T, Oster P, Bahrmann A. A short easy test can detect ability for autonomous insulin injection by the elderly with diabetes mellitus. *J Am Med Dir Assoc* 2012 ; *13* : 81 e15-88
112. Zeyfang A, Braun A. [Guidelines "Diabetes mellitus in the elderly"]. *MMW Fortschr Med* 2009 ; *151* : 33-35, 37
113. Zoico E, Di Francesco V, Guralnik JM, Mazzali G, Bortolani A, Guariento S, Sergi G, Bosello O, Zamboni M. Physical disability and muscular strength in relation to obesity and different body composition indexes in a sample of healthy elderly women. *Int J Obes Relat Metab Disord* 2004 ; *28* : 234-241

Cet ouvrage a été composé par Patrick Leleux PAO
14123 Fleury-sur-Orne

Achevé d'imprimer par
l'Imprimerie France Quercy, 46090 Mercuès
N° d'impression : 20479 - Dépôt légal : mars 2012

« en collaboration avec la société AGM - 85770 Vix »

Imprimé en France